本书是教育部人文社会科学研究一般项目“医患会话中身份构建的人际语用学研究”(课题编号:20YJA740015)的结项成果

门诊对话中的医患互动：身份建构与言语策略分析

郭丽　张楠　著

山东大学出版社
SHANDONG UNIVERSITY PRESS
·济南·

图书在版编目(CIP)数据

门诊对话中的医患互动:身份建构与言语策略分析 / 郭丽,张楠著. --济南:山东大学出版社,2024.6.
ISBN 978-7-5607-8261-4

Ⅰ. R197.322

中国国家版本馆 CIP 数据核字第 2024QQ9561 号

策划编辑　张彩芸
责任编辑　李昭辉
封面设计　蓝海文化

门诊对话中的医患互动:身份建构与言语策略分析
MENZHEN DUIHUAZHONG DE YIHUAN HUDONG:
SHENFEN JIANGOU YU YANYU CELÜE FENXI

出版发行　山东大学出版社
社　　址　山东省济南市山大南路 20 号
邮政编码　250100
发行热线　(0531)88363008
经　　销　新华书店
印　　刷　济南乾丰云印刷科技有限公司
规　　格　720 毫米×1000 毫米　1/16
　　　　　12.5 印张　231 千字
版　　次　2024 年 6 月第 1 版
印　　次　2024 年 6 月第 1 次印刷
定　　价　68.00 元

前 言

医患纠纷属于社会管理机制缺陷衍生出的问题，应尽量通过社会手段予以妥善解决。就医患纠纷的解决而言，处理好门诊看病过程中医患双方的语言沟通问题是一条新的思路。高水平的医患沟通可以建立良好的医患关系，让医生更好地理解患者的诉求和期望，获得完整的病史资料，制定正确的医疗方案，提高患者在治疗时的依从性，最终获得令人满意的治疗效果。

本书就是基于上述目的，针对门诊对话中的医患互动，从身份建构与言语策略分析上展开探讨，旨在通过分析真实的医患语料库，从语言层面解读医患会话，探究医患会话中双方受到不同因素影响时，言语策略在话语实践中有意或无意地显示、构建、维持身份的方式。最终，通过研究发现，在医患会话这一特殊语境下，对话沟通的言语特征对会话进程的谈话思维有潜在影响。

本书共七章。第一章主要讲述本书的研究背景、研究目标以及研究意义，涉及医患互动中双方话语和身份建构之间的动态联系。第二章为相关研究概述，从不同的角度尽可能全面地分析医患双方身份的建构。第三章集中论述本书的理论基础及研究框架，对医患双方身份建构的外部与内部影响因素进行了说明。第四章为研究设计，在文献综述和分析框架的基础上提出问题，介绍了研究对象的选择和分类。第五章着重阐述了医患双方身份建构的动态过程，从身份建构的情景依赖和建构的主要身份及表现两个维度出发，以收集到的医患会话语料为基础，基于医患会话的整体结构分析描述了医患双方各类身份在会话中的体现，论述了医生专家身份、顾问身份、伙伴身份及教育者身份，患者信息提供者身份、咨询者身份和决策者身份建构的语言表现形式，分析了不同言语现象传达的人际意义以及医生建构不同身份时的人际功能。第六章为医患互动中话语策略的选择与使用，以第五章医患双方动态建构身份过程中采用的话语实践为依据，结合分析框架，论述了医生和患者在会话中言语策略的选择及使用，通过分析双方(不)礼貌策略的使用特征和规律，进一步解释了双方言语策略对身份建构的促进与制约。第七章为研究结论，总结了主要研究结果，即医患的身份建构符合双方身份的动态嵌合模型的情境性和可变性，其建构的身份满足相对应的言语策略的使用需求。

医患沟通是一门值得研究的学问。对医患交流知识和技能的学习之所以需要贯穿于医学教育的全过程，落实在医疗服务的实践中，是因为医务人员的医患交流水平直接或间接地关联着医疗质量、效率和效益，影响着社会精神文明和物质文明建设。本书只能算是对这方面的初步探索，未来还需要在医患双方言语策略的实施过程中进一步分析不同因素的影响。由于作者研究水平有限，书中不完善之处在所难免，希望广大读者予以批评指正。

郭　丽

2024 年 1 月

目　录

第一章 绪 论

近年来，随着社会生产力水平的提高与医学科技的高速发展，医疗卫生事业呈现出盎然的生机与活力。但在复杂的时代和社会背景下，医患关系中的矛盾也日益凸显。由于社交媒体的影响力和极快的传播速度，医疗纠纷、医患冲突更加频繁地出现在大众的视野之中，恶性伤医事件频发，对社会和谐构成了极大的威胁。

医疗纠纷是一种社会现象，透过现象看本质，不难发现这其实是一种信任危机。信任危机是层出不穷的医疗纠纷的触发因素及影响因子。医生的言行不符合医生的职业准则，医生未能践行或者遵循自己的职业准则，未能从病患的角度考虑对方在整个交流过程中应该享有的权利，患者自身平等权意识的提高等，都容易导致医患冲突的发生。尤其是当医生的言语策略使用不当，语气刻薄专横、盛气凌人，患者感受到较强的言语冒犯时，医生的不礼貌言语可能成为压垮骆驼的最后一根稻草，从而引发医患冲突。

第一节 医患沟通研究背景

由《2021 年全国医疗损害责任纠纷案件大数据分析报告》可知，我国法院系统审理的医疗损害责任纠纷案件共 10746 件，其中山东省位居第二，案件量超过 1000 件（见图 1-1）；2019 年和 2020 年，山东省的医疗损害责任纠纷案件数量排名均居全国首位。综合 2021 年所有的此类案件进行对比发现，门急诊与妇产科仍然占据医疗损害责任纠纷案件高发科室的前两位（门急诊案件数量 465 件，妇产科案件数量 317 件，见图 1-2）。在这些案件中，由于医患沟通不良而导致的占 80%，剩下的 20%究其根本也与医生和患者及患者家属沟通失败或理解存在偏差有一定关联。

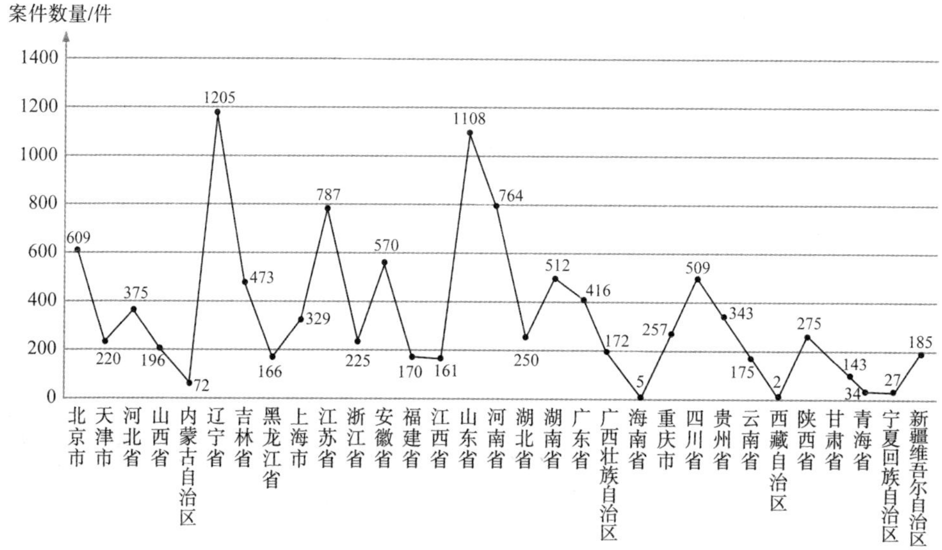

图 1-1　2021 年全国部分省份医患纠纷案件数量

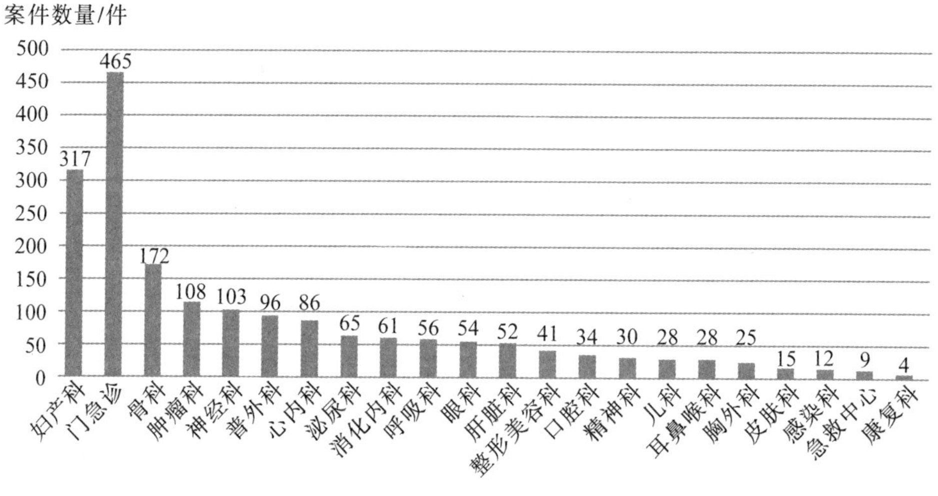

图 1-2　2021 年不同科室医患纠纷案件数量

法国医史学家亨利·西格里斯特（Henry E. Sigerist）在《医学与人类福祉》（*Medicine and Human Welfare*）里写道，每一个医学行动始终涉及两类当事人，即医师和患者；或者更广泛地说，是医学团体和社会人群，医学无非是这两群人之间多方面的关系。近几十年来，医患之间的交流沟通以及医患会话的作用受到了社会各界的广泛关注，大众对医护人员和患者之间关系的看法已经从传统的“家长式”医护模式逐渐转化为“以患者为中心”的医护模式。虽然传统的“家长式”医护模式(医生的意见和建议占主导地位)在一些医院仍然存在,但当代的观点是患者对自己的身体情况以及个人诉求和偏好有独特的认识,这种认识对就诊过程中双方最终的商定决策是至关重要的。因此,医生的医学观点对患者起到解惑和指导的作用而非决定性作用,患者自身的观点也需要被仔细考虑。虽然医生的建议或诊断基于医学,但也允许患者对这些建议或诊断存有顾虑或保持怀疑。在这种与以往不同的、以患者为中心的医护模式中,医生和患者应当共同努力,双方积极平等地参与会话是达到最佳治疗效果的保障和基础。医生与患者之间的会话被看作是一种专家与专家之间的交谈,双方在会话过程中由于社会角色不同,彼此分享不同种类的专业知识,经过对话和商讨,为后续的治疗以及整个问诊流程的决策创造共同的机会。

医生和患者在会话过程中都以达成最终的相互理解和支持诊疗的决定为目的,他们阐明自己的立场,交换各自的观点,并说明支持的根本原因。换言之,在真实的医患会话语境中,随着医生与患者话轮的不断转换,双方的交际互动最终是为了达成一致,对所得结论持赞同的态度。因此,医生与患者并非对立的两个部分,而是在特殊环境下的合作伙伴。我们都知道人际交往的功能是普遍且稳定的,即使在不同的环境下也是“换汤不换药”,患者与医生的人际交往是为了获得最佳的医疗咨询以及治疗方案,在这个过程中,双方如何交换信息、医生如何制定治疗方案、患者是否正确接收医生的语言信息都是重要的关注点。由此不难发现,医生与患者之间的交流互动是值得我们首先关注的,也是最值得我们关注的。诸多医疗纠纷案件的背后,实际上是医患关系破裂的延伸。医患之间缺乏一致性可能会助长“家长式”作风,“家长式”的医患关系往往会为后续的医患矛盾埋下种子,因此,有效的沟通和协商是解决问题的关键。

医学不是简单地、线性地为患者治疗疾病,而是具有广泛的社会性。在我国的社会背景和医疗环境下,医患关系既是医生与患者在诊疗过程中建立的特定的关系,又是医务群体(医技人员、行政人员、后勤人员等)和患者群体(患者、患者家属、单位组织等)在患者问诊过程中产生的相互关系,因此医患关系是人际关系与社会关系双重作用下的交互联系。在已知患者的问题与背景存在差异的同时,医护团队作为高水平、高素质的团体,应当及时复盘,将沟通能力与人文服务意识作为接下来提升医疗服务水平的重点,由此可以有效避免潜在的医患冲突,使医患关系由紧张趋于缓和。和谐稳定的医患关系是医患双方的共同期许,而深究其存在的根基,不难发现言语是其中的关键一环:患者一方通过言语表达自己的身体症状以及各类诉求；医生则通过倾听，根据患者的阐述观察病症和评估检查报告，通过言语向患者传递信息。

在良好的医患沟通过程中，医生与患者的交流并非人们受传统观念影响所认为的那样，即患者描述自己的病症，医生诊断给出治疗方案。真实医患会话的语境是一个复杂灵活又相对稳定的场域，患者作为身体或心理受损的一方，不仅期望通过就诊获得康复，同时将自己的部分期待投射到医院及医护工作者的身上，此时医生不仅仅是医生的身份，也需要以“共情”式的倾听者身份来与一些患者对话。医患会话不是三言两语的寒暄，而是从患者的初诊到整个治疗的很长的一个过程。

在医患治疗方案的协商讨论过程中，医患双方需要明确两种权利：一是认知权，认知权是指个体在这一领域所拥有的专有知识；二是道义权，道义权是指一个人对未来行动的决策权，即患者有权利知道医生未来对自己的治疗方案，保持对诊断的知情权。医生需要明确告知患者病情及治疗方案，同时医生为患者制定的治疗方案也要基于以上两种权利作出综合考量。医生对话语的选择在不同程度上反映了是否考虑过患者的决策权。医生会考虑到为患者赋予不同程度的道义权，因此医患沟通的要素也变得丰富起来（见表 1-1）。这样的循环奠定了医生与患者社会关系的基础，适当、得体的表达以及较为礼貌的形式不仅有利于话语意义的表达，而且有利于医生与患者建立良好的医患关系。因此，审视医患会话中医生如何调动话语资源建构适合的话语身份来应对患者的各种诉求，从而使会话成功，具有极大的现实意义。

表 1-1　医患沟通的要素

口头语言友善	肢体语言安抚（尤其是见老人与孩童）
建立关系	解释病情和诊断
信息收集	倾听
通俗解释	共同决策
风险告知	共情与鼓励
处理矛盾	总结与确认

在系统功能语言学的视角下，有学者（Halliday，1978）认为，语言学既要研究整体的、抽象的系统本身，也要研究语言系统在具体语境中的实际使用，因此他对语言系统的层次化和系统与语篇间的示例化展开了研究，其中层次化研究将语言划分为三个不同的层面，分别为音系层、词汇语法层以及语义层。高一级的层级由低一级的层级表现出来，即音系层表现词汇语法层，词汇语法层表现语义层（Halliday，1978；

Halliday,Hasan,1985)。

在接下来的研究中,系统功能语言学将研究重点转向系统与语篇的示例化上,认为语篇是系统经过语类和语域制约后生成的示例(Halliday,1978;Halliday,1994;Halliday,2008;Halliday,Matthiessen,1999;Halliday,Matthiessen,2004)。系统功能语言学在探讨意义功能的使用问题上结合特定的机构话语,对参与者双方的会话进行分析并进行特点解释,关注语言形式与功能之间的相互联系,审视语言在交际系统中的相互联系和变化。其不把语言与在社会生活中的实际运用割裂开来,而是放在真实语境下开展实证研究,顺应了发展的需要。

除此之外,个体化(individuation)理论的发展也为其注入了新的活力,这一研究从语言使用者的视角出发,以溯源的形式解读人与人之间的话语交际。有学者(Bernstein,1973;Bernstein,2000)曾提出一系列看法,认为人类拥有的语义资源可分为两大类:第一类是社会团体拥有的"集体意库"(reservoir),第二类则是个体拥有的"个人意库"(repertoire)。在上述二分法的基础上,又有人(Martin,2006)将语义资源按照这一方式进行划分,语言符号系统的各个层面都符合这一解释。个体化实际上是亲和关系和资源分配的等级体现,资源分配探讨的是社会个体如何分配个体资源,由此动态建构自己的身份;亲和关系则是个体在运用社会符号资源赋予自身社会文化身份的基础上,与其他社会成员建立关系的社会化过程。

社会生活中,各项活动的参与者个体使用的带有鲜明个人特点的语言资源所体现的个人身份,以及在与他人交流过程中话语产生的作用与价值,均由个体发出并作用于其他社会成员及自身。人类个体是语言学研究的出发点,因此从语言使用转向语言使用者的过程也体现出系统功能语言学包含的人本主义思想。

在医院门诊这一特殊语境下,医生与患者的言语交流是必然发生且恒定存在的。对于医生而言,与患者交谈是获取患者具体的病症信息以及实现临床目标的基础,医生通过与患者的沟通制订诊断和治疗计划,并为患者提供建议和补救措施。通过双方的积极互动,随着医生和患者之间会话的深入与推进,双方的观点和态度都通过语言表现出来,二者可以就医疗问题交换意见、观点和偏好,建立稳定、和谐的医患关系,最终作出符合患者权益的最佳治疗决定,建立信任关系。

沟通的流畅程度对患者的就诊结果也存在一定影响,良性的沟通能够让医生与患者快速建立互信关系,通过沟通和互动,医生可以确保患者对于相应的医学知识有基础的回忆和理解;对于患者的倾诉,医生能够及时展示同理心,也能够增强患者对医生的信任,提高患者对就诊过程的满意度。一般来说,健康的医患沟通存在几个可区别的功能,包括培养与患者的关系、管理不确定性、交换信息、鼓励健康的行为、预防疾病和作出决策(认知导向功能)。医生能否充分利用这些功能是医患交际中提高服务质量的关键。

在医生与不同患者交流的过程中,医生会选择适当的言语策略表达不同的话语意义以建构个体化身份,从而不断扩充个人意库,以更加丰富的经验储备与新患者对话沟通。随着医生与患者开展历时性的交流,医生也在慢慢完成对患者"去标签化"的过程,这一点在心理医生与患者的沟通中尤其显著——在认知共情的基础上,心理医生跨越时空和主体经验的障碍,既关注患者的情感世界,又能够通过给予患者理性科学的诊断,最终与患者达成共识。

医患会话作为特殊机构间的情境交流,满足了系统功能语言学研究的适用性需求。有学者(Halliday,2008)提倡建立一门"适用语言学"(Appliable Linguistic)作为解决问题的手段,认为该学科理论能够解决语言相关的问题或任务,理论建设与实际应用之间存在辩证的相互关系,应当充分考量二者的相互作用(一方面,在实际应用中能够发现新问题和新想法;另一方面,解决遇到的新问题和优化扩充理论依据对于理论本身有丰富和完善的作用)。适用语言学的本质是一种语言理论模型,其特点是全面性和强大的解释力,同时也是一种研究方法,以问题为导向是其显著特点(Halliday,2009)。这一理论的建立在开始时就需要考虑为语言学"消费者"面临的各种问题提供理论和方法(朱永生,2012)。

由此可见,"适用性"是系统功能语言学理论与实际相结合的"锚点"。医生和患者之间的语言交流是特殊语境下不同社会角色沟通交流的一种方式,医患之间沟通互动的主要意图是希望通过讨论交换双方不同的观点,最终拟定一个治疗或诊断方案来达成共识,这一过程中双方都使用了相应的意库资源来完成这一共同目标。因此,会话过程中出现的观点、判断、偏好以及话语中存在的争议都随着会话的深入慢慢显露出来,医生与患者通过分析接收的言语信号,了解双方的话语意图。由此可见,在系统功能语言学的理论框架下,研究医患会话中的各类言语现象并挖掘其本质,发现医生如何调配个体化意库资源以建构自我身份,具有极大的实践意义。

医生与患者的社会关系是永恒存在且动态稳定的,由于人类社会活动的客观规律以及社会发展对人类的负面影响,过大的压力、潜在的危险、不良的生活习惯和失衡的作息规律会导致人们患上各种生理或心理疾病。除经常出现在大众视野中的内外科病症,精神心理类疾病也已成为人类健康的潜在杀手。《2022 年国民抑郁症蓝皮书》指出,我国成人抑郁障碍终生患病率为 6.8%,其中抑郁症为 3.4%;截至 2022 年,我国抑郁症患者人数累计达 9500 万,每年大约有28 万人自杀，其中 40%患有抑郁症，患病年龄也出现了年轻化趋势（见图 1-3）。对于医生而言，无论是治疗患者身体方面的疾病还是心理方面的疾病，都需要调动个体意库资源建构合乎患者倾诉交流需求的身份形象，从而帮助患者走出困境。

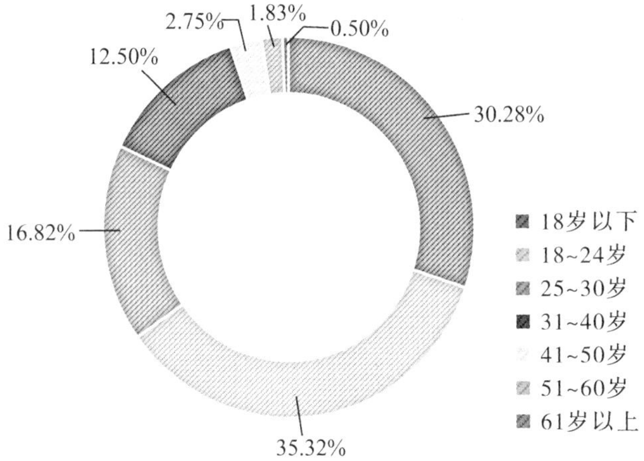

图 1-3 中国抑郁症患者群体年龄占比情况

对于医生而言，无论是治疗患者身体方面的疾病还是心理方面的疾病，都需要调动个人意库资源，构建符合患者倾诉和交流需求的身份形象，从而帮助患者走出困境。医患沟通是否顺利与医患关系的发展程度相辅相成。因此，分析医生身份建构的过程以及性别和患者类型对医生身份建构的影响，体现了人际语用学的适用性思想。

结合国内外医患会话相关研究来看，国外的专家学者已经建构了较为全面的理论体系，而国内的相关研究仍以国外专家学者提出的相关理论为基础对医患会话进行分析解读。在近四十年的发展过程中，黄国文（2016，2017）曾提出建构中国特色生态语言学本土理论，经过多年实践的检验，可以看出本土化研究是国内学者在研究过程中的必然选择。医患会话作为机构会话中极有价值的组成部分，受到了研究者的广泛关注。20 世纪 70 年代，有学者（Byrne，Long，1976）开创性地开展了医患关系的相关研究，由于医患关系发展的长远趋势存在一定的潜在危机，医患会话研究开始转向更多视域下的探索，专家学者从不同的角度对医患会话展开研究，其中包括会话分析、人际语用学、社会语言学和社会心理学等多个视角。早期学者（如顾曰国、刘兴兵、刘虹和刘运同等）从我国医患会话语言结构特点、医患合作模式和医患会话信息传递方式三个方面入手，取得了较为显著的研究成果（王茜等，2012）；语用学视角主要聚焦于医生在医患会话中对言语策略及言语行为的选择与使用，如合作原则、（不）礼貌理论、面子理论、顺应理论、言语打断行为等；刘兴兵（2007）在格莱斯（H. P. Grice）经典合作原则的基础上，建立了一套适用于国内的中文医患会话合作原则；社会语言学主要探讨了语言和社会的关系，学者们致力于探讨医患会话的特点和影响医患会话的社会文化因素，由此来发现影响医患沟通的原因，如患者的性别、文化程度、收入水平与医患会话的关系（Mckenzie，2002；Menz et al.，2006；高丽，2010）；部分学者对权势问题在医患关系中的体现也进行了相应阐述（Buetow et al.，2001）。

社会心理学领域则着重于精神科患者与医生的会话研究以及对医患冲突的相关解释。在门诊会话中，医生情绪的社会参与能够对患者产生一定的帮助，患者和医生的不同心理行为（如言语和非言语交流、情感行为、信念、移情、倾听）、症状感知、决策共享、协商、信息、说服等，产生了不同类型的关系。鉴于医患关系心理因素的内部状态与表现形式对医疗效果和医疗质量的影响，对医生信息的依从性、满意度和回忆性的提高，其在医疗过程中起着基础性的作用：倾听和沟通是进行诊断和治疗的基本组成部分（Turabian，2019）。对于系统功能语言学视角下对医患会话的分析，旷战（2017）基于精神科医患会话的个案研究探讨了个体意库、身份建构与情感绑定的辩证关系；梁海英（2019）对医患会话中医生诊疗话语的个体意义进行了一系列研究，丰富了医患会话研究的视角和范围。

综上，本书以自建的真实医患会话语料库为基础，从人际语用学角度出发，结合多视角下的身份研究，基于医患互动中双方身份建构的动态嵌合模型展开论述，探讨了医生如何在保持自身专业性恒定的情况下，通过言语策略的选择进而拓展与患者的交流边界；患者作为医患会话中的参与者，建构了何种会话身份参与到与医生的讨论中，横向与纵向交叉分析医患互动中身份的动态建构。笔者希望本书对于从话语层面解读医患会话的各种现象、指导医务人员提升沟通技能、优化相应话语资源的应用敏感度等都能有一定的启发，能够为建立和谐、稳定的医患关系注入力量。

第二节　门诊对话中医患互动研究的目标

目前，我国对于机构话语的研究仍处于发展阶段。针对医患会话的分析研究能够很好地丰富用人际语用学分析机构话语的实践性，提升汉语语境下机构中对身份研究的定向分析能力。作为特殊的机构会话语料，笔者将从以下三方面展开研究。

首先，综合运用语用学和社会心理学中的相关理论知识，对个体身份建构的影响因素进行较为全面的考量，以笔者自建的医患语料库为基础，通过实证检验，剖析医生与患者对话时双方的历时身份建构，论证双方建构的身份在医患会话中的动态嵌合性，同时阐述身份建构过程中的情境性和可变性；在论证得到医患沟通过程的普遍规律后，帮助指导医护人员优化沟通流程，以相对敏感的察觉力帮助患者缩短情感震荡期，正确引导患者的病情陈述，在患者知情、感意、明理、心安的状态下，有效地向患者解读病情，保障患者就医过程中的医疗权利。

其次，在人际语用学的总体框架下，聚焦于医患会话中双方的身份建构。会话双方是医患会话的研究主体，一方面要充分考虑到医生语义资源输出过程的复杂性，进而探讨医生使用何种言语策略实现不同身份的建构，发现医生话语表达的创新规律，厘清医生建构的主要身份；另一方面，患者作为更加庞大但差异显著的群体，在医患会话的特殊语境下会话身份也有所不同，其建构身份时言语策略使用的倾向性也不尽相同。笔者从医生和患者两个视角入手，经过定性及定量分析，发现了双方在会话中建构的不同身份，扩展了语言学领域中对医患会话的研究，为医患沟通朝着“共同目标”和医患“协作意愿”的不断趋近提供参考。

最后，以收集到的普通门诊（骨科、妇产科、儿童康复科等）共 16 名医生的医患会话为基础，通过分析医生和患者的话语资源调度，来回答以下两个问题：第一，结合医患会话的特殊情景语境、医生与患者的情感表达，分析医生和患者在会话中建构的不同会话身份，并论证其是否符合动态嵌合模型；第二，在已知的医患双方多重身份基础上，结合身份建构的动态嵌合分析框架，分析医患会话中话语策略的使用及其对会话产生的影响，完善对机构会话中互动双方的话语研究。

第三节　门诊对话中医患互动研究的意义

笔者在本书中以身份建构为研究对象，以真实医患语料库为基础，采取定性和定量相结合的分析方法，探讨医患会话中医患双方身份建构话语资源的选用及其建构的不同话语身份，发现了不同身份下医患双方的情感变化、会话规律以及会话中医患关系的建立和发展，有现实和理论的双重意义，具体表现为以下几点。

第一，主要探讨了医患双方的身份建构，不仅充实了机构话语中对医患会话的特定语境的相关研究，而且从人际语用学、系统功能语言学、社会心理学等视角对身份这一名词作出了实证性解释，因此能够拓展特定语境下说话人身份类型、话语形式、言语策略等一系列研究范围，丰富和完善对个体社会身份的研究。在人际语用学的理论框架下，融合系统功能语言学、语料库语言学、社会语言学等领域的成果，在肯定社会意识的主观性基础上，发现社会意识的能动性，即在分析医患互动中身份建构的过程中，不仅以发现双方个体化身份建构的普遍规律和言语策略使用的倾向性为目标，同时结合会话双方情感态度的波动、权势地位的动态变化以及整体会话与医患关系的相互作用等，对医生身份建构进行综合分析。宏观与微观相结合的研究方法可以弥补该领域过往研究的不足。由于医患会话较为稳定地处在相对恒定的特殊情景下，故笔者的研究对于帮助医护人员与患者开展良性的门诊会话具有借鉴价值和指导意义。

第二，在会话分析领域，国内对于医患会话的分析多集中于影视剧和国外医患语料的转码分析，基于语料库分析的研究处于发展阶段，对于真实医患会话实践的参考价值较小。相反，若把在汉语背景下的真实医患语料作为分析依据，则研究成果的有效性和参考性更大。从 20 世纪 70 年代起，一些研究人员开展了会话分析研究(Sacks，Schegloff，Jefferson，1974)。时至今日，会话分析研究并不只是对传统的会话结构进行解读，而是关注会话的核心和本质，探讨会话中参与者向对方传递的人际意义。笔者通过分析医患会话中身份建构对言语策略的选择和使用，以及言语策略的施用对受话人的作用和影响，系统审视身份建构的生成机制，在关注会话结构的基础上，结合语用学对会话语境的强调和社会语言学中语言变异的相关解释，实现了多视角下对身份建构的纵向研究。同时，在探索医患双方交际的过程中发现，言语策略的选择需要审视医生和患者交际的整体会话结构，这对会话分析领域的发展也有一定的促进作用。

在目前“健康中国”的时代大背景下，医患关系的良性发展受到了广泛的社会关注和讨论。医患交际作为医疗领域中的一部分，奠定了医患关系发展走向的语言基础，因此也是不可忽视的重要一环。从以“治病”为中心到以“人民健康”为中心的转变，充分体现了社会政策对患者一方的人道主义关怀。解读医患会话的规律和特点，分析会话中的语言现象，帮助医生和患者以第三视角了解对方的言语意图，一方面能够帮助医生提升交际过程中使用语义资源的灵活性，另一方面也可以有效增进医患双方的相互信任与相互理解。因此，研究医患交际不仅是对语言学领域的研究拓展，同时也可为建构和谐医患关系提供借鉴和参考，具有一定的现实意义和时代意义。

第二章　门诊医患对话相关研究概述

第一节　身份及其建构的理论研究

身份作为一个丰富而复杂的概念，在社会语言学、语言人类学、社会学、心理学、历史学等诸多学科中都有涉及。不同研究领域的专家学者都有自己独特的方式来定义身份，但一般来说，身份的概念主要集中于两点：首先，身份是指一个人或一个社会群体在任何时候或任何情况下都具有的一组固定的、预先确定的特征；其次，身份是指一个人或一个社会群体在特定的互动语境中构建的某种灵活的、偶然的属性。

身份建构是一种社会心理学理论，主要研究的是人们如何通过与他人的互动以及社会结构来建立、维护和改变自己的身份。这种理论认为，人们通过不断地与周围环境互动，从而逐渐形成了一种关于自己的社会身份。身份建构是社会生活伴随人出现后逐渐形成的，主要揭示了人们整个社会生活和心灵发展的核心概念。从社会学视角理解的身份，实质上是话语获得、社区维护和向社区转移的社区心态。实际上，在传播学中的身份认知分为自身判断与他者判别两个层次，前者是按个人的固有信仰与内心体验进行判别，而后者则是按对方的肤色血统、生活习俗、思想方法等进行判别。除此之外，身份是会随着话语变化的，其因素是多方面的，它是历史、社会、经济、文化等多因素共同推动的结果，而其中最具能动作用的主体，即作为“引智”对象的人是核心要素。

在人际语用学领域，学者李成团和冉永平(2015)根据他们的关注点，将身份建构分为三个阶段进行研究：第一阶段，重点对身份构造物及其语言标记的类型进行分析；第二阶段，重点讨论与面子、(不)客套关系有关的身份建构问题；第三阶段，重在将研究结果纳入建立人际(不)客套理论体系的认同理论中去。近年来，越来越多的学者倡导从人际语用的角度探讨身份建构，形成了人际语用学研究的总体轮廓，总结了关于人际语用学研究的定义(Locher，Graham，2010)，初步探讨了诸如身份协商论(de Fina，2010)、尊重策略(Haugh，2010)、医患沟通(Davis，2010)等理论视角及人际语用学研究的语境问题，这些研究都显示了身份建构在人际语用学(李成团，冉永平，2015)研究中的重要地位。

笔者对近年来国内外关于话语与身份建构的应用文献和学术研究进行了梳理和分析，从自我认同和社会认同的角度总结了相应的研究成果，并在此基础上回顾了目前的研究，特别是国内对认同理论的研究思路。笔者利用 Citespace 文献计量建模软件，使用 Pathfinder 算法，以 1 年为切片，基于 3 年文献数据生成关键词聚类网络图(见图 2-1)，年度相关度最高的前 200 篇出版物用于构建这一年的关键词聚类网络。该网络包含 27 个聚类，节点数为 169，节点间存在 192 条连线，三个最大的连接组件包括 151 个节点，占整个网络的 89%。一般来说，$Q>0.3$ 就意味着得到的网络图结构是显著的，该网络的模块性为 0.6104，表明身份建构研究领域在关键词聚类中有明确的定义。平均轮廓(mean silhouette)得分用于衡量整个网络的平均同质性，得分越接近 1，网络的同质性越高。该网络的平均轮廓得分为 0.7563，可以认为聚类结果是合理的。

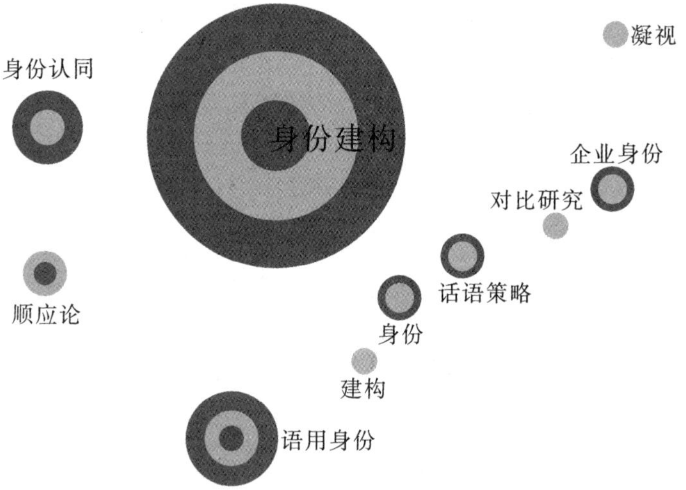

图 2-1 Citespace 身份建构关键词聚类

一、国内研究现状

（一）身份建构理论

在中国社会中，个人的身份建构往往不是由本人的特性来界定，而是由其所在的各种人际关系的相互关联来界定。人以身份的形式存在，这种身份不是独立个体之间通过交往而建立的可选择关系，而是泛化在社会生活的各个方面。一个人的身份是其面子或社会地位的重要指标，如是某某的学生、是某某的朋友、是某某的儿子等。以关系来规定身份，实际上是以扮演的社会角色来规定自己，个体不能基于个人的意愿而随意变动，要时时考虑自己的角色，关系往往以角色化来落实。在人际关系网络中，身份的给予使得角色进一步落实，一方面是社会角色的具体化，另一方面又使角色分化更明确，角色内涵更充实。

早期心理学家往往认为自我认同是统一的、一元的、稳定的，不受环境和外部经验的影响。孙铭钰（2022）以话语的视角对身份建构进行了以下界定：第一，一个人在特定话语中的认同就是个体身份建构。从社会文化的视角出发，在个人社会接受的过程中，通过话语组织的权力运作促使个人积极而被动地参加文化实践活动，以达到对自我的认识。第二，社会文化团体认知是指在两种不同的话语群体或子群体之间对社会话语主体的选择。因为接受了各种话语的影响，这种社会主体就不得不将一种话语视作团体社会文化，将另一种话语视作另一种团体社会文化。第三，自我身份建构重视自身心灵意识和躯体感受，以自身为核心。它是启蒙哲学、现象学和生存哲学研究的主题。第四，个人社会认知重视话语的社会性，是社会研究和文化人类学的主要对象。个人认同和集体认同都可能包括话语的认知，但个人认同和集体认同也不能排除个体所认同的心灵和身体经历。不管怎样划分，身份实际上都是话语的和社会的。

许多国内研究者加强了对身份认同的研究。姚大力（2010）在《变化中的国家认同——读〈中国寻求民族国家认同〉札记》中指出，认同不具备方向性，并认为某种认同与其他认同是相互融合共存的，认同可以应用于多种正式和严格的规范之下，是一种政治与文化的心理呈现。杨筱（2002）在《认同与国际关系：一种文化理论》中认为，认同是在复杂的社会过程之中产生的结果，无论个人认同还是群体认同都是在此过程中形成的，但政治认同会随着政治变迁而发生变化，社会认同也会随社会制度的变化以及社会的发展而发生变化。社会生活中普遍存在民族认同、文化认同、政治认同等，最为重要的社会认同表现为价值的认同，也就是个人思想行为和社会的普遍价值观趋于一致（张春兴，1993）。施正锋（2013）在《自我认同与民族认同的追寻》一书中认为，认同是经过自我选择的，而且是高度流动的，不会是一成不变的。罗如春(2013)在《身份认同问题三论》中指出，身份认同是在物质、构成、特质和属性上存有的同一的性质或者状态，以及在任何场所、任何时刻，个人或事物是其自身而非其他的状态或事实。游美惠(2014)在《身份认同与认同政治》中指出，认同作为一种自我界定的意义来源，相对来说是比角色更为个人化的。张淑华(2012)等人在《身份认同研究综述》中提出，身份认同是个体对自我身份的确认，也是一种对自我所归属群体的认知。它是一种伴随情感体验及行为模式进行整合的心理历程。部分学者认为身份认同也是一种归属感和认同感，是一种建立在情感基础上的心理活动。

(二)社会身份建构

一般来说，身份建构就是社会身份建构(谢榕，2022)。贺建平、刘娟等专家与学者以重庆市渝北区回兴"城中村"为代表案例，对"农转非"村民的身份认知和人际传播，开展了本质化探索。经过对"城中村"的"农转非"市民以及其他居住者所进行的深入采访与分析，发现"农转非"这一群体并不能因为户口的变更而得到城市人身份的认可，在社会交往和人际传播过程中，符号边界与社会的距离仍不同程度地存在，没有与城市居民和社会主义文化有效结合(刘淑娟，2022)。另外，但海剑、石义彬(2009)也总结了文化身份认知研究中的主体性发展与文化身份认知理论的构成要件，认为因为同一文化和差异力量的不平等，在东西方跨文化传播中，二元对立思维造成了在交际实践中的文化霸权与认知危机。数字技术尽管给个人生活带来了更大的自由度，但并没有从根本上消除对利益集团的制约。因此，文化认同也应该建立在多元文明主义的基石之上。在跨文化交际中，文化认同决定着交际主体的立足点，影响着传播的实际进展(朱凌飞，陈滢至，2022)。对身份建构的讨论具有理论和实践双重意义。从西方视角来看，身份建构理论中的"认同"一词英文为"identity"，它不仅包括相似性或同一性，还包括心理和认知的一致性及其关系。认同的形成包括自我方面与存在的社会地位之间的关系，即认同分为自我认同和社会认同。自我定义就是自我确认，即澄清"我是谁"的问题(杨桃莲，2015)。

身份建构理论有其社会取向，即从个体层面理解社会，分析社会结构与功能之间的相互作用，探索社会结构对个体的影响，确定个体在社会中的角色。学者方艳(2013)从社会学角度，以语言与农民工身份建构的联系为切入点，对此进行分析后指出：作为一名社会人，必须解决身份问题，即"我是谁"的问题。语言是人际交往的基本工具，也是人际交往的主要行为。因此，语言是说话人创造、维持和区分其社会特征和身份约束的一种手段。对于大多数人来说，身份仍然是影响他们使用语言的一个重要因素。语言具有交际性、参与性和互动性的特点。人的多重身份构成了一个动态变化的网络，人们不断通过语言行为编织和修改这个网络。可以说，任何人的语言行为都是一种身份行为。农民工方言的传播与农民工的身份建构和心理有着一定的内在联系（左博，2021）。自我身份认知是以自身为核心的人对主体或自我的认识与描述，而社会身份认知则注重人的社会属性，是在主体上认识到了自身并与别人共属，由此形成的某种认同感。个人身份在"自我意识"和"社会认同"两个层面上实现了准确认知。个人身份认识问题不仅蕴藏于与别人产生社会互动的真实环境中，而且产生于抽离了部分个人社会背景的网络虚拟空间中（暴健达，2020）。文化传统中的身份认识和传统消费社会文化是分不开的，从传统消费社会文化的视角出发，认同感是西方文化研究中的一个主要范畴，其基本内涵是指向在一定经济社会历史文化中的个人身份。也正是因为如此，身份是指"个别或群体确定其地位的明确而独特的基础或衡量标准"。认同感是指"个别或群体努力追求和确定他们的社会文化身份"。在传统文化社区，人的身份由血统确定，进而人身将确定消费方式；而现代社会与之恰恰相反，人类通过消费行为构建起身份建构感以及与其他人的相互关联性，传统消费社会文化也就是基于地位与身份建构感相互之间的关系，即人类社会立场的交流与探索，而消费行为则将文化意义内化于人类的整个经济社会生活之中。所以，网络文学的海外宣传实际上是指网络文学作者利用网络传播形成的某种媒介消费行为，先提供给海外受众各种富有魅力的文本，并进行文学作品传递；然后再利用这些媒体消费行为形成受众的身份建构感，对受众自身的主体性形成巨大影响；最后进行文学作品认同（闫亚平，2018）。

（三）话语与身份建构

当前，现代网络科技与新兴媒体的发展不仅改变了大众传播格局，而且影响了整个社会的舆论环境，进而对意识形态话语影响力的引领作用提出了新的要求与挑战（闫亚平，2018）。在传统媒介时代，由于传播技术的限制与话语的时代局限性，话语主体在进行话语表达时很难激起话语对象的认同与兴趣；此外，表达样态的欠妥也使得话语内容在传播的过程中极易发生偏差、损耗，造成话语影响。网络媒介技术的出现极大地改变了这一状况，借助网络化传播，部分人物的话语权影响力得以加深，由此也导致了广播电视、报刊等传统媒体传播格局的碎裂，舆论环境变得更加复杂。除了从社会学角度以个体与社会的联系为切入点，以及从传播学角度以消费文化为切入点对身份建构展开的研究之外，我国学者还以话语、行为动机以及心理动机为切入点，对身份建构的影响因素展开了多维度的研究，学者韩晓明（2013）认为人的身份建构会影响话语选择，从而影响话语的保持和传播。

话语的保持和传播离不开人的话语选择。在现实中，人的话语选择受多种因素的制约，主要影响因素是人们的身份建构，主要包括政治身份建构和文化身份建构。话语可以是人的政治、文化身份的标志，也可以是获取新的政治、文化身份的工具。唐靖蕾(2018)在2014～2018年对34名“海归”学者进行了跟踪访谈，通过梳理人才流动的理论背景和学术实践及探索的身份发现，他们相信新闻领域的沟通和交流，但是这种理解很容易落入中外二元对立的框架。这些学者面临的国际化和本土化困境被多重因素影响，近些年日益加剧的生存压力引发了实用性学术策略的盛行。

在这种学术实践中，“海归”学者的身份建构经历着复杂的动态转型。王冰冰(2015)从身份建构和群体传播的理论视角，探讨了华侨华人与海外华人文化交流的行为动机和心理动机。通过对华侨华人个体和群体的调查发现，华侨华人的身份建构对其接受和传播中国文化具有显著的正向影响。研究还发现，虽然数字媒体的影响力在不断增强，但传统的大众传播方式仍被华人接受和传播。王冰冰(2015)还围绕亚文化群体对近五年的网络流行语展开了纵贯性研究，分析了中国青年族群对“个体性”的身份建构感及其“狂欢性”的话语表述方法。身份建构感的实施以动画、漫画、游戏(ACG)等“亚民族”文化为主体文化话语材料，在分层化、社群化、虚拟化的部落中实现对族群身份的指认。同时，社会在身份认知形塑的过程中呈现多元话语彼此协调但又相互生产的状况，而网络流行语中所蕴含的青年抵抗型身份建构感也有所减弱，这样的身份认知特征也和所谓“后工业社会”的结构特征相吻合(李继东，吴茜，2020)。刘义军、周升扬(2018)迎合了李继东等学者的观点，对圈层与圈层之间的联系展开了分析，认为不同身份彰显不同的自我认同和归属，更深层次是来源于价值观念、文化理念等差异。但无论是哪个圈层，得到身份的确认和认同都是成员的重要情感需求。正如我们看待“粉丝”文化时，要在这种文化与更大的社会语境的关联中对其加以解释，将之推广至更广泛的范畴。在趣缘文化中，何种更深层次的原因导致了圈层之间区隔的形成和难以沟通？无交集圈层之间的区隔又有什么样的文化意义仍需探索(董平荣，2012)？李仲达等利用基因、姓氏和方言等群体特征数据，通过主成分分析法衡量各省之间的文化差异。研究表明，在地理和经济因素之外，文化差异对2000～2010年各省份之间的人口流动产生了显著的阻碍效应，而且随着时间的推移，这种不利影响逐渐削弱。进一步分析显示，信息沟通与身份建构是文化差异影响省际移民的两个主要机制(李仲达等，2021)。

关于身份建构与一些行为关系的研究，在数字时代，我国学者们进行了部分开拓性探索。在数字时代，阅读方式和文化身份建构的转变是在媒介整合和跨媒介传播的背景下发生的。它们都有两种互动的两极紧张关系：一种是阅读模式可以拥抱和融化，另一种是文化身份建构可以屏蔽、识别、抵制和消除旧的阅读方式，这体现在阅读方式的选择上。信息和防御入侵的不良阅读方法都是相互关联的手段和目的，它们相互生成，这种文化认同的特征是雅与俗的区分。文化认同决定了阅读内容的选择，并通过阅读内容形成精英与大众之间的辩证关系（南长森，2010）。

学者胡琼华认为，实现文化"身份建构"是理解跨文化广告传播影响的有效手段。在数字网络时代的跨文化交际广告宣传中，广告传播者们需要更加明确各个国家不同种族社会文化的共同特征，并在此基础上进一步了解区域资源结构。各种族社会文化都是人类的共同文化资源，需要一种更加开放、自由、和平的全球广告环境。以比较开放和平等的心理态度对待斑驳陆离的异质社会文化，才能真正地完成从传统文化误读向"身份建构感"的过渡，从而放大、提升跨文化交际广告的宣传效应和社会传播力（胡琼华，2011）。吴瑶、韦妙认为，在新兴的媒介环境下，数字化读书通过拓宽资讯领域、突破传统"标签"式族群归置、在交互与资源共享中重塑立体式映照等方法，彻底改变着中国读书人身份建构感建立的传统途径，为自身认同感与族群认同感提出了新的逻辑思考方法。数字化读书下的身份建构感显现出双重裂变的态势：在自身认同感层次上，是读者群体身份建构感的提升与"自己"的立体式"书写"；在族群认同感层次上，是逐步成为以读书内涵、趣味为主要中心，以资讯的共通、共享为联结点的"圈子"型社会文化传统部落体。而从"小圈子"内部结构看，其族群认同黏性较低，具备流动性与非卷入性等特征，因此无法建立长期、稳固、深强效远的集体认同感和归属感（吴瑶等，2018）。

关键词聚类是由研究领域中具有相似研究主题的关键词所形成的相互联系的网络集群，每个集群的内涵都被各自的标题词标记，这些标题词在文章中被高频使用。在 Citespace 软件中，同一集群的节点使用凸壳覆盖或仅显示边界线，集群从 0 开始编号，即集群＃0 是最大的集群，而集群＃1 是第二大的，依次递推。

在本节中，笔者利用 Pathfinder 算法，以 1 年为切片，以 20 年的文献资料为基础，生成聚类网络，利用每年出现频次排名前 50 位的出版物构建该年聚类网络（见表 2-1）。该网络包含 10 个聚类，节点数量 89 个，节点之间有 105 条连线，包含 67 个节点（内含 4 个最大连接组件），在全网占比高达 76％。通常情况下，当 Q 值大于 0.3 时，模块化得分为 0.6923 的网络图结构是显著的，这意味着在关键词聚类中，身份建构研究领域有明确的定义。用 MeanSilhouette 分数来衡量全网平均同质性，分数越接近1的网络同质性越高。该网络为0.6132，可以认为聚类结果是合理的。

表 2-1　聚类网络分析摘要

项目	详情
算法	Pathfinder
时间切片	1年
节点数	89
连线数	105
主要组件节点数	67个节点
网络占比	76%
模块化得分	0.6923
平均同质性得分	0.6132

二、国外研究现状

（一）身份建构的重要性

身份建构的研究起源可以追溯到20世纪初的心理学和社会学领域。身份建构是个人对自我及其社会角色的一种认知。简单来说，身份建构一方面是自己对自我的认知，另一方面是别人对自己的认知。在国外，学界在早期主要关注的是对自我的认知，认同建立在自我概念发展的基础上。国外关于自我认同方面的研究主要是基于哲学范式。

国外学者泰勒（Taylor，1989）在《自我的根源：现代认同的形成》一书中，从哲学和伦理学的角度描述了自我与道德的关系，以及认同与善的关系，认为只有关注自我与善意之间的关系，我们才能真正理解自我认同的重要性。《身份与差异》一书从不同的角度深入论述身份建构，涉及人类社会、文化等重要方面，被普遍认为是一部系统性地论述人类身份与差异认同的重要学术著作（Woodward，1997）。而从集体的角度来考虑，英国学者麦克盖根在《文化民粹主义》中指出，认同是以集体现象表现和存在的，不是个别的。在多数情形下，认同被从民族主义出发加以考虑，泛指在民族国家中国民所共有的特征，同时认为“认同”“群体”“民族”在一般情形下都是由个人在想象中自行建立而形成，并且随着经济文化的发展保持连续变化的态势（McGuigan，1992）。

(二)话语与身份建构

弗洛伊德在《日常生活心理病理学》中,以社会心理学视角最早阐述了话语与身份建构的概念:个人在价值与规范方面通过话语向另一个人或社群模仿自我学习,并最后产生自我行动模型的心灵学习过程,是个人与另一种个体有话语联系的原始形态。弗洛伊德认为,个人的话语认知对强权和权威都具有普遍的倾向与维护。在某种程度上,话语认同也一直被等同于身份建构,而身份建构感则是指某个人对于自身究竟是谁、属于何种人群的感知,这样的人群可以是小区、组织、种族、国家等。

近年来,"医患沟通"一词多次被提及,呈愈演愈烈之势(Kuscul,2022)。医患共同决策历来就是社会上主要的话语与身份人际问题,而此问题却始终因种种原因而难以缓解,矛盾十分尖锐,导致患者与医疗机构双方权益均未得到切实保障。由于疾病的存在,医学才有了发展的可能,医生是由于存在患者而产生的,失去患者,医生亦会失去赖以生存之土壤,也就是失去了医生的身份;而且患者还需要医生及时进行救治,这样才能够从病痛中解脱出来并重获健康。若无医生协助,患者的健康与生命也会失去切实的保证、支持。所以,医患关系应是社会上一种最为融洽的人际关系。20世纪50年代,心理学家埃里克森用"民族志"的方法探讨了个体如何在与人类历史的碰撞中获得自我的力量,勾勒了"自我渐成论"各阶段的顺序,从而具体说明了哈特曼自主自我发展的概念,同时也将弗洛伊德焦虑发展的概念普遍化(Erikson,2021)。亨廷顿倡导"文明冲突论",认为现代化和全球化促使人们重新思考自己的身份,因为人们与那些被认为具有共同民族特征和信仰的人最为相似(Huntington,1996)。

(三)社会中的身份建构

有学者(Shin,2022)认为,身份建构是指一个人对自身所属的某个特殊的社会群体的肯定,是为某个社群成员所带来的情感含义与价值。查尔斯·泰勒在《自我的根源:现代认同的形成》一书中探讨了现代认知的产生历程及其来源,包括人类自身的源头,指出现代认知必然与人类的自身源头有关,并且由于人性本恶论和人性本善论等观点的影响,不同认知的集合体随即产生,人性本善论的秉持者将会逐步聚集成为人性本善的认知集合体,人性本恶论的秉持者会产生完全对立的认知集合体。对于这种发展趋势,可以不考虑人性本恶的影响,只需要制定一定的规则来加以引导(Kuscul,2022)。在1979年提出的生态系统理论中,个体不是孤立地发展,而是在多元的社会背景下发展关系,例如涉及家庭、朋友、学校、邻居、社区和社会的关系。该理论组织了生态系统,其中人类的生长发生为五个子系统——微系统、中观系统、外系统、宏观系统和计时系统，如图 2-2 所示。

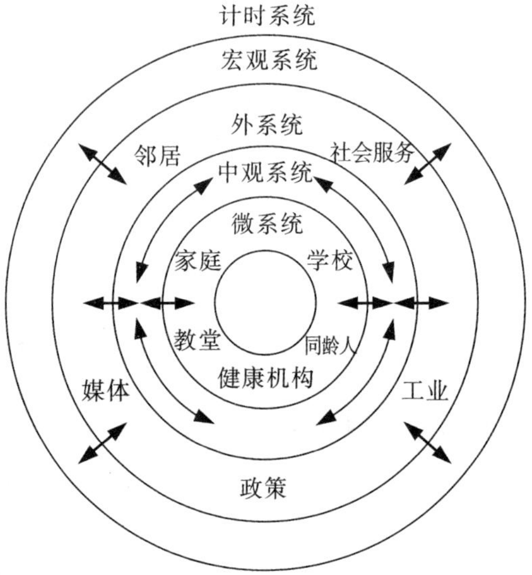

图 2-2　人类的生长发生的生态系统图

在这五个子系统中，微系统代表了个体直接参与和互动的最小社会单位，是生态系统理论中最亲近个体的社会互动层面，包括家庭、学校、朋友、邻居和社区等具体社会环境。在微系统中，个体与家人、同学、朋友和教育者之间的互动对于个体的成长和发展至关重要。简而言之，微系统是人们日常生活中最亲近的社交圈子和环境。中观系统描述了不同微系统之间的相互关系和互动，如家庭和学校之间的互动、朋友圈子和社区之间的联系等都属于中观系统的范畴。外系统指的是个体可能没有直接参与但仍然对其发展产生影响的社会环境，包括政府政策、社会服务、媒体等。外系统可以通过制定政策、提供资源或塑造社会价值观等方式影响微系统和中观系统。宏观系统是更广泛的文化、社会体系和价值观层面，包括文化、宗教、历史、社会结构等因素。宏观系统影响着微系统、中观系统和外系统，塑造了个体的价值观和行为。计时系统考虑了时间因素，包括发展随着时间的推移而变化的动态性，包括个体生活中的生活事件、转折点和历史时刻，它们都对发展轨迹产生影响。

以上五个子系统的互动和相互作用共同塑造了个体的成长和发展，强调了社会背景对于个体发展的重要性。生态系统理论有助于理解人类发展的复杂性，在教育、心理学和社会工作等领域提供了有用的指导。社会行为不能单从个人心理素质方面来解释，要较全面地理解社会行为，必须研究人们如何建构自己和他人的身份。人们会用自己或他人在某些社群中的成员资格来建构自己或他人的身份。依据社群成员资格建构的身份被称为社会身份（social identity），依据个人的独特素质建构的身份被称为个人身份（personal identity）。

“身份”一词在汉语中泛指个人在社会上的地位和资历，但在社会身份论中，“身份”一词的意义却与此不同。在英文中，identity的动词为identify，identify有两重含义：第一重含义为鉴别、辨认，也就是把某人或某物从众多人或物中辨认出来；第二重含义为等同，在社会认同论中，当人们采纳了某社群的成员资格来建立自己的社会身份时，自己的属性与该社群内典型成员的属性就呈现相同关系。例如，当某人认同自己是中国人时，他便觉得自己拥有一个典型中国人的态度、价值观和性格特征。社会身份能够令人们将社群特性冠于自身，其对社会行为的影响远比个人身份深远，故此，社会认同论特别关注社会身份的建构过程及其对社会思维和社会行动造成的影响。每个人都拥有多个社群的成员资格，却只会使用其中一部分来建立自己和他人的社会身份。人们在选择以某些社群成员资格建立社会身份时，有什么心理动机呢？这是近代社会认同研究中最受关注的课题之一。综合来说，社会认同背后有不同的动机，其中包括提升自己的自尊、降低社会生活中的无常感、找寻生存的意义、平衡满足归属感和保存个性两种需要间的矛盾等。当这些动机被激发后，相应的社会认同历程也随之启动并获取身份，成为社会认同的动机所在，身份的获致方可得到社会的认同。

综上所述，身份建构是社会生活伴随人出现后逐渐形成的。一方面，身份揭示了人们整个社会生活和心灵发展的核心概念；另一方面，身份是会随着话语变化的，其因素是多方面的，它是历史、社会、经济、文化等多因素共同推动的结果，而其中最具能动作用的主体，即作为“引智”对象的人是核心要素。身份认同是建立在差异基础上的统一，是个体的主观理解，同时也是一个不确定的变量，并认为身份从来不是给定的、被接受的或获得的，由此可见身份认同的包容性。而从群体认同到社会认同，再由社会认同到自我认同，可以理解为以认同获取一种归属感，通过所在的群体获取一种依赖感，最终通过这个所在的群体融入社会互动，达到形成社会认同感的层次。在这个过程中，当个体获得社会认同的同时，也是对自我认同产生和维护的一种动力。

目前，学术界关于话语与身份建构的内涵研究较多，国外关于这方面的研究更加丰富，国内关于这方面的研究晚于国外，但相关的研究成果也在不断增加。国内的身份建构感研究，在哲学观点上也相当程度地遵循了国外研究的理念，相关研究成果大致侧重于以下三方面：第一，从国际文化政治关系中探索中国身份话语建构感问题，如全球化与我国身份建构感对国际关系的影响；第二，研究边缘人群的身份建构，如农民工、互联网上的虚拟人物以及其他人群，研究他们身份认知的基本状况、特点以及影响因素；第三，研究文艺作品中对某个典型主角或争议性角色的话语与身份认知。然而，就具体的研究方法而言，大多数研究采用质化研究方法，例如“参与式观察”“深度访谈”等。相比较而言，采用量化研究方法的较少，这也是因为我国大部分对身份建构理论的研究更加侧重于文化群体，所以在未来的研究中应当更加侧重于实证研究方法以丰富我国对于身份建构理论的研究。

第二节　话语与身份建构的应用研究

按其着眼点的不同，身份建构的研究可分为三个阶段：第一阶段主要是身份建构的类型及其语言标记的分析，具体包括专家身份建构与专业用语的运用，职业身份构造法和正式语域的使用，构筑鉴定专家身份及类别标记鉴定，同一性建构和情态强示语在成人群体中的使用。第二阶段着重于身份与面子、(不)客套关系的构建，如从个人身份心理视角分析身份与面子的关系(Datey，2007；Simon，2004)，以会话群体归属分析法探讨自我与他人的面子与社会身份的关系(Higgins，2007)等。第三阶段着重纳入认同理论来建构人际(不)礼貌理论体系，例如许多学者强调认同是由说话人与听话人共同建立的，同时也影响着即时沟通中言语行为的(不)礼貌评价。有学者(Garces，2013)进一步指出，认同在沟通中的确认造成客气评价，而否定认同则造成失礼评价。沟通中的认同是由说话人与上述三个阶段的语用学研究造成的，更多的是借助于其他学科的视角，原因是对人际动因的理据分析和身份建构的理据分析不够深入。因此，基于以往对身份建构这一命题的探讨，从人际语用的角度来解释将更好地丰富人际语用学理论。《人际语用学研究总纲：总结人际语用学研究的定义》中，对人际语用学研究的理论视角(如身份协商论)、人际取效的策略运用(如尊重策略)、上下文问题(如医患沟通)等方面的问题进行了初步探讨。这些研究都涉及认同的作用及其建构，所以在人际语用学研究中，认同建构的重要地位被间接地反映出来。

不少西方语用学者阐述过人际语用学的研究趋势，指出了其与身份建构研究之间的关系，但如何分析身份建构在人际语用中的视域是当前国内外研究面临的一项新的挑战，因此当前的人际语用学研究面临着许多新的问题。Citespace 中引文爆发的关键词给出了在一定时间内涌现的关键词。引文爆发的关键词有两个属性：爆发的强度和爆发状态持续的时间。引文爆发的关键词可以在一定程度上确认不同时间段内的研究重点：2011～2012 年间，居住空间成为身份建构的重点研究对象；2013 年以来，研究者更注重不同身份主体的构建，包括文化身份、主体身份、关系身份等；2018 年，“身份认同”这一关键词爆发，不同语境下身份的认同程度成为新的研究趋势(见图 2-3 和图 2-4)。

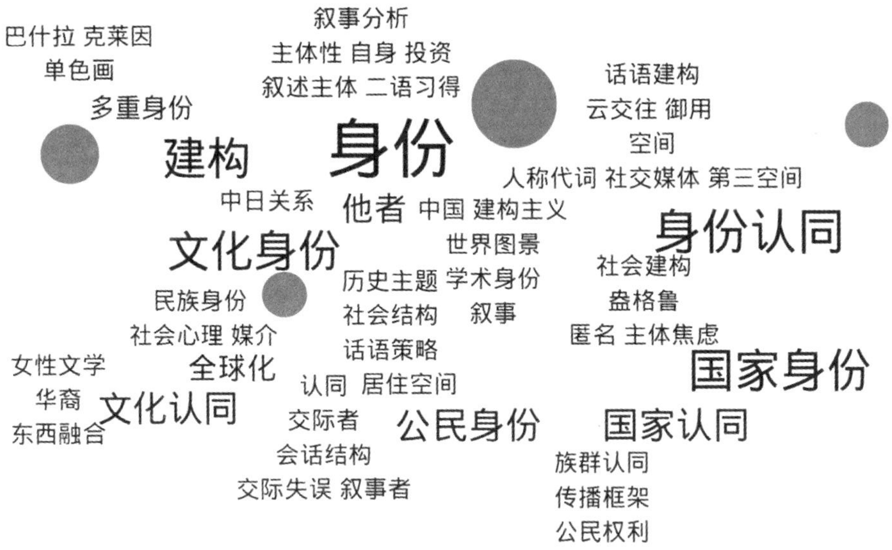

图 2-3　引文爆发的关键词

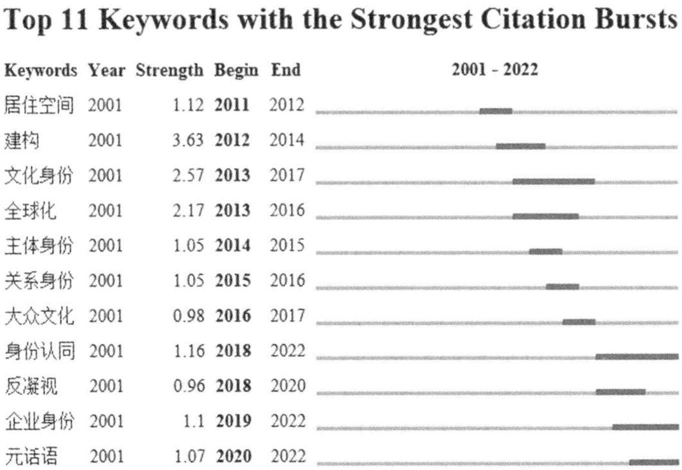

图 2-4　身份建构关键词聚类网络

有学者开发出了一套以调查语言社群、收集语言资料及量化分析为目的的完整研究方法(徐大明,1997)。该方法通过对语料的广泛收集,并结合说话人的社会地位和说话场合进行调查和定量分析,得出结论:语言使用中的规律性反映了说话人的身份地位及其所属的社会阶层。

反过来,说话人选择特定的语言手段也是由于其所处的社会阶层所起的作用,是由于其身份地位和社会阶层的限制和影响,因此语言选择中的规律性体现为语言使用中的规律性。有国外学者(Berstein,1964)提出了复杂语码和限制语码的区分,通过审视发现中产阶级会使用复杂和限制两种语码,而工人阶级只会使用限制语码,由此得出结论:出身阶级决定了一个人是否具有掌握复杂语码的可能性,而使用语码可以反映说话人的身份地位。有学者(Lakoff,1973;Lakoff,1975)除了研究社会阶层与语言的对应关系外,还做了大量的性别认同和语言关系研究,揭示了男女社会地位的差异,并强调了其在使用语言方面的影响,尤其是在使用性别认同和语言时对女性的影响非常大。

还有学者(Labov,1972)对民族、地域、年龄等社会身份变量与语言之间的关系进行了研究,试图在这些社会身份变量与语言变量(口音、句法特征、形态特征、会话特征等)之间建立一种对应关系。早期的变异派突破了传统结构主义语言学的局限,揭示了语言的社会属性,强调社会认同在语言变异中的本质作用,但忽视了具体语境与语言使用之间的关系,缺乏对交际者的语言使用如何构建社会变量的研究,也没有考虑到个体认同的多样性,仍然是一种静态的本质主义思想的体现。在解释身份问题时,以交互学派为代表的语言学家提出了自20世纪80年代以来学者们逐渐认识到变种论的局限性的新方法或新理论。古姆佩尔兹(J. J. Gumperz)是互动学派的代表人物,也是互动社会语言学的奠基人,他在1982年主编了《语言与社会认同》(*Language and Socialization*)一书,正式在社会语言学传统中开辟了"语言与社会认同"这一研究领域。在他看来,传统的社会语言学把人作为既定参数,在性别、种族、阶级等社会类别中创造出自己的社会身份。他的看法是,上述社会范畴并非默认量化,而是在言语本身构成的社会现实的交流中产生的,在很大程度上是由语言建构起来的社会认同。对古姆佩尔兹来说,语言最本质的部分并不是语法学家所概括的语言结构系统,而是讲话人运用有关语言的知识和非语言的知识,以交互式的方式进行的交际实践(徐大明,2007),从而将关注点从微观层面转移到互动过程中的社会宏观范畴。"语境提示"在互动过程中至关重要。上下文提示可以是语言的手段,也可以是非语言的手段,比如手势、比划和表情等,其中最常用的有音高、音律、非音位性发音特征、成语、程式化表达法等(徐大明,2007)。交流的双方根据上下文的提示,调整自己的谈话方式,选择合适的语言方式，以便构建自己的认同。

交互式社会语言学认识到了同一性的交互式构成性和上下文的制约性，呈现出早期的语言构成观和同一性。在此基础上，言语社群理论将变种派和互动派的思想相结合。社会语言学中第一个“言语社区”（speech community）的概念是由古姆佩尔兹（Gumperz，1968）提出的，他认为人类在语言使用上与其他同类集合体存在很大差异，言语社区是以共同的语言符号进行常规互动的集合体。这一定义反映了在差异中存在着同一性的语言共同体的本质。语言社区内部成员之间在语言使用、语言态度、沟通规范等方面存在着一定的同一性，这种同一性构成了这个群体对语言社区成员的认同感和归属感，同时也构成了群体与其他群体之间的差异。后来，古姆佩尔兹在其言语社区理论中加入了与社交网络相关的内容（Gumperz，Levinson，1996），强调了言语社区成员身份的互动本质（Gumperz，1997）。对语言共同体内部的忽视是语言共同体理论的局限性。实践社区理论由社会学家温格提出，其核心是人们围绕共同事业共同参与的、志趣相投的、属于同一行业或职业的社会实践（Wenger，1991）。

在社会语言学领域，最早在语言与身份研究中引入实践社区理论的是埃克特和麦康奈尔-吉内特（Eckert，McConnell-Ginet，1992）。在他们看来，实践共同体就是围绕共同约定而产生的群体，这些群体内实行的都是共同的做法，行为方式、谈话方式都是如此，信仰和价值观也是如此，即以人们共同从事的各种事业/活动为中心，构建一个实践的共同体。每个人都可以加入多个实践社群，从而导致了身份的多重性。因此，身份认同是在实践中反映出来的，是通过社会结构和个体能动性的相互作用来实现的。与言语社区理论相比，实践社区理论在认同研究方面具有以下优势：“社会实践”与“语言”相对，“冲突”与“一致性”相对，“边缘成员”与“中心成员”相对，“个体”与“群体”相对，“自下而上”与“自上而下”相对（Bucholtz，1999）。

近年来，社会语言学身份研究的成果主要集中于《身份的社会语言学研究》一书（Omoney，White，2006）。书中归纳了一些社会语言学对近段时间身份的基本看法，包括：①同一性不是一成不变的；②以纷繁复杂的社会变量对身份进行调节和定义，并在特定的上下文中，通过语言表达出来的身份随着上下文的变化而变化；③时间身份是任何交际语境中的显性因素，无论身份是否突出；④同一性表示社会关系，同时也传递着交际信息，而交际信息又反过来赋予同一性以某种特性；⑤在特定的语境中，不止一种身份被表达出来，身份具有多重性，身份之间存在动态管理（Omoniyi，White，2006；任育新，魏晓莉，2013）。这些观点涵盖了身份研究在社会语言学中的诸多议题，对当前基于建构主义的动态身份研究具有重要的理论意义，揭示了身份的动态性、多样性、可选择性，以及身份与语境之间的关系。

《社会语言学概论：社会与认同》一书的作者是德克尔（S. K. Deckert）和维克尔斯（C. H. Vickers），该书也是近年来社会语言学认同研究的最新力作，其结合人类学、社会学、心理学、教育学等多个领域，对广义上的社会语言学进行了研究，并对身份问题进行了详细的解释，对社会语言学的认识问题进行了深入的研究。在回顾和概述社会语言学的发展阶段、重要理论和概念的基础上，德克尔和维克尔斯指出"身份"是研究的重点，它在语言学研究中起着核心作用。书中既有对权力在不同社会语境中如何影响微观交往的重点论述，也有宏观层面的语言思想、认同理念等方面的论述。谈话人的身份是在沟通过程中被构建和同构的。在沟通层面上，我们每天都会在与他人的交流中不断地构建和同构自己的不同侧面，而这些发展中的构建影响着更大族群中的人如何看待自己的族群、种族和国家身份。

我国学者（李成团，冉永平，2015）也将身份建构分为三个阶段进行研究：第一阶段重点对身份构造物及其语言标记的类型进行分析；第二阶段重点讨论与面子、（不）客套关系有关的身份建构问题；第三阶段重在将研究纳入建立人际（不）客套理论体系的认同理论中。从人际语用的角度探讨身份建构，是近年来越来越多的学者所倡导的，形成了人际语用学研究的总体轮廓。这方面的研究总结了关于人际语用学研究的定义（Locher，Graham 2010），初步探讨了诸如身份协商论（De Fina，2010）、尊重策略（Haugh，2010）和医患沟通（Davis，2010）等的理论视角和人际语用学研究的语境问题，这些研究都显示了身份建构在人际语用学（李成团，冉永平，2015）研究中的重要地位。

第三节　对话分析的理论研究

一、国外对话理论相关研究

对话分析（discourse analysis）是对讨论场景中的互动进行研究和分析的过程。它专注于涉及辩论、意见交流、协商和解决问题等有多个参与者共同参与的对话场景。许多国外学者将对话理论和对话思想的相关内容应用到对社会生活的许多领域的研究中，其中巴赫金、伽达默尔、马丁・布伯、大卫・玻姆等人比较有代表性。对话理论起源于西方，可以追溯到苏格拉底时代。20 世纪，随着许多专家学者对对话理论研究和实践的积累，一个完整的对话理论体系逐渐形成。巴赫金、哈贝马斯、格里芬、伽达默尔等思想家的观点都是在对话理论的影响下形成的。然而，弗莱雷和佐藤学等学者已经直接而准确地概述了相关的对话理论。

国外学者最初是从哲学角度讨论对话理论的。俄国文艺学家巴赫金最早于1920年明确提出对话理论，并对对话理论进行了系统阐述，使对话理论更具系统性和理论性。巴赫金将“对话”一词上升为具有普遍意义的哲学概念，提出“对话”不仅局限于日常交谈的范畴，还指特定语境中人物的对话。人类自我存在的状态是对话，人类存在的本质是通过对话来相互交流和理解。巴赫金将对话扩展到了意识形态层面，他主张思想的对话，认为思想只有通过对话才能发展，只有对话才能赋予思维以生命和活力。同时，他反对思想的独白，因为独白只能使思维变得迟钝和僵化。在他看来，这种对话关系是一种普遍现象，它渗透在所有的关系和表现中，渗透在所有有意义的事物中。“大型对话”主要是指一种结构性的对话关系，而“迷你对话”指的是人物的表层对话和内部隐藏的对话。巴赫金的个性化阐释，使其对话思想涉及生活的诸多方面，具有多元化的性质，形成了以“对话”为核心的独特思想，成为贯穿其学术体系的对话理论。总的来说，巴赫金的对话理论在对话中强调人的价值和平等。巴赫金将对话视为一切的中心和终极目标，注重利用对话吸引人们的注意力，将言语视为具有社会价值的会话语言。巴赫金的对话理论为对话理论的发展开辟了一个全新的时代，即应该重视来自不同对话对象的话语。

德国哲学家马丁·布伯于1923年提出了著名的“对话哲学”。马丁·布伯认为，我们生活的世界具有双重性，即“它”的世界和“你”的世界，所以个体与世界之间存在两种关系，即“我—它”和“我—你”。在“我—它”关系中，世界和“我”是对立的，世界是“我”征服和探索的对象；在“我—你”关系中，“你”不是“我”的经验或效用，而是“我”与“你”共存，所以人们可以通过“我—你”的对话找到自身存在的真正意义。巴西教育思想家弗莱雷(Freire，1968)认为对话是一种创造性的活动，人们通过对话改造世界，获得生命的意义。弗莱雷提出了对话的基本条件：对世界和人态度谦卑，充满爱、信任、希望和批判性思维，没有这些条件就不可能有真正的对话。弗莱雷还主张建立平等的交流与合作。玻姆(Bohm，1990)的对话理论主要针对对话在现代社会的实际应用。经过大量的探索和实践，玻姆的《玻姆对话》得到了西方社会的广泛认可和推崇。玻姆的对话理论对西方社会来说是一个全新的概念，他扩大了对话者的范围，认为对话不限于两个人。事实上，任何数量的人都可以进行对话。只要他们掌握了对话的精髓，即使是独自一人也能完成与自己的对话。玻姆把这种对话比作人与人之间流动的一股意义流，它使对话的所有参与者都参与并分享这股意义流，从而在群体中产生新的理解和共识。这种创造性的理解和共识可以被所有对话者参与和分享，在群体内部达成共识，从而起到类似于“胶水”或“水泥”的作用，使人与社会的关系更加紧密和牢固。德国哲学家哈贝马斯(J. Habermas)在20世纪末认为，任何一种对话都是不同主体在理解语境的基础上进行交流的过程，是对话主体在共同的对话语境中寻求理解的过程。德国学者伽达默尔(H. Gadamer)在20世纪90年代提出了“视域融合”学说，它是指主观与客观、过去与现在、历史与未来的相互融合与统一。以上各位学者的观点都是使参与对话的主/客体的个人感受通过这种语言交流转化为彼此的知识和信息。

对话摘要关注对话类文本，例如会议、闲聊、邮件、客服对话、医患对话、辩论等。其中，会议摘要也称会议纪要，其关注会议中的主题、意见、提问、工作安排等核心内容，可以帮助参会者快速回顾整个会议，也可以帮助非参会者快速了解会议内容。闲聊对话摘要可以帮助新加入者了解聊天历史信息，快速加入聊天。医患对话摘要主要辅助医生快速了解病情以及完成电子病历，生成的摘要称为“SOAP笔记”，包括患者主观描述、医生客观观察、检查结果、医生诊断、未来治疗计划等。客服对话也是对话摘要任务中一类重要的对话场景，客服对话摘要也深受拥有电子商务或者客服平台的公司关注。

综上，虽然不同形式的对话摘要在其特定领域有不同的应用场景，但其核心与摘要任务相同，都是为了捕捉对话中的关键信息，并帮助人们快速理解对话的核心内容。

对话摘要任务面临的是一种特殊结构的数据，这跟普通文本摘要任务面临的数据建模不同。因此，如何对对话数据进行建模(包括对话结构、对话主题、对话人指代、常识知识、多模态等)，是让对话摘要模型更好地理解对话文本的重要一环。目前学者们常常通过引入外部信息来建模对话，以更好地理解对话内容。外部信息包括对话结构信息、主题信息等。其中，对话结构信息可以是一种对话行为，指示句子在对话中的作用和影响。此外，领域转移问题往往会造成模型迁移问题，这里主要关注不同类型的对话数据。例如，医患对话数据常常出现药物、疾病、检查项目等医学术语，会议对话数据集中常常出现会议主题对应领域的专有名词。这些术语在数据集中通常是低频词汇，因此建模比较困难。

二、国内对话理论相关研究

国内对巴赫金对话理论的研究始于20世纪80年代，夏仲翼在1982年第一次介绍、应用了巴赫金的复调小说理论，引起了我国研究界对这一理论的关注。接着，1994年海外学者刘康教授发表了《一种转型期的文化理论——论巴赫金对话主义在当代文论中的命运》一文，他从文化交流的角度对巴赫金的理论进行了饱含中国特色的解读，促进了巴赫金理论在我国的传播。1998 年，由钱中文主编的《巴赫金全集》在我国出版，该全集针对巴赫金的著作进行了完整、系统的整理，为我国学者研究巴赫金理论提供了良好的理论借鉴。

进入 21 世纪后，国内学者对巴赫金思想的研究越来越系统和有条理。曾军(2021)结合当时的文艺思潮，首先分阶段梳理了中国接受巴赫金思想的过程，将其分为现实主义诗学、形式主义美学和后现代文化诗学三个阶段，阐述了中国学者的巴赫金研究逐渐走向制度化的过程。张素梅(2015)在其博士论文中将巴赫金理论在中国的接受分为三个阶段：巴赫金理论的初创阶段、巴赫金理论的多方面拓展阶段和巴赫金理论的深入发展阶段，包括中国学者对巴赫金思想的译介、复调与狂欢化的研究以及在文学理论中的应用，为其他学者提供了新的研究思路。夏钟先(2019)在研究了近几十年的巴赫金理论后，将巴赫金理论的研究历程分为三步，即巴赫金思想从高校文学教学阶段起步，巴赫金思想研究开始形成并向纵深推进，巴赫金理论的实践与运用。他还对巴赫金在中国的研究现状进行了思考，指出巴赫金理论在中国的研究已被广泛接受和采纳，打破了文学理论中的界限，渗透到许多学科和领域。张志刚(2018)探讨了巴赫金对话哲学的历史生成。他认为，巴赫金的对话哲学是在与庄子、苏格拉底等古代哲学家以及现代思想家如列维纳斯、哈贝马斯的对话中形成的。他强调了巴赫金对话哲学在理解人类共生、文化多样性和道德沟通等问题上的启示。于萍(2019)对巴赫金的文化哲学思想进行了研究，认为巴赫金的文化哲学思想是从他对古典小说、民间文化和现代主义的研究中发展起来的，并分析了巴赫金关于文化多样性、时间空间观念和审美经验等问题的观点，以及这些观点对文化研究和哲学研究的启示。王蕾(2019)将巴赫金的双重言语概念应用于中国网络文学中的自我表达研究，认为网络文学作品中的自我表达往往体现出一种双重言语特征，既有对主流文化的挑战，也有对个体情感的探索。总的来说，这些学者从不同的角度探讨了巴赫金的话语理论、对话哲学、文化哲学和小说理论等方面的思想，揭示了巴赫金在文学批评、语言学研究、哲学研究等领域的理论价值和应用潜力。

以去医院看病、在工作中开会、作为目击者出庭、进行商务洽谈等场景为例，抑或是在购物时讨价还价、为了新工作而面试、热线求医或咨询其他信息、紧急求助、作为教职员工在工作时间与学生交流而参与到对话中时，皆属于在机构性的“语境”中谈话、交流、互动。运用语言可以展开日常生活中所涉及的形形色色的组织机构中的各项事务。作为这些机构中的专职人员，需要直面机构服务的对象(消费者、学生、患者、公民等）。

在过去的几十年中，机构性对话的研究作为一个独具特色的研究领域出现，得益于诸多兄弟学科以及同类型的研究视角的发展，主要包括（互动）社会语言学、话语分析、研究说话的民族志学以及语言人类学、研究面对面互动的微民族志，以及影响尤为显著的会话分析等。传统上，社会语言学研究一直关注的是与诸如阶级、种族、年龄、性别这些社会身份有关的语言的流变，而近年来研究逐渐转变关注，因所处的社会情境而产生的语言的变化多少是独立于其他（与说者有关的）身份和变化源头的。

社会语言学的研究范式，从传统上主要根据说者自身属性来解释语言变化，转而更关注社会身份的情境化、语境化建构。在这个转变过程中，互动社会语言学尤其具有革新的意义。这一路径的关键贡献在于重铸了说者的身份，这种身份不是作为一种“既定的”背景，而是以互动的方式产生于当今工业社会中的重要场所的语境之中。在一系列关于工作面试、委员会、学校、法庭审讯、咨询、工业培训以及医患沟通等场景的研究中，都致力于达成纲领性的研究目标。把言语事件视为建立于特定的动作成分，这种认识是涉及机构性对话的绝大多数观点赖以形成的基础。但是在关于口头互动的分析中，最基于言语行为这一概念（从语言的哲学角度）的研究方法就是话语分析，它是由伯明翰话语分析小组发展出来的。该小组描述了行为或行动的标准化顺序，这些行为或行动组成了双方的交谈，而交谈则是某些特定场合所具备的特征，比如教室或问诊室。该小组的这种描述代表了这是本领域内的一个重要研究进展。虽然目前这种研究路径可能会被认为有些过于结构化，会遗漏一些互动序列中的依具体情境而定的特点，但是其仍然在本领域中具有里程碑式的意义。当前，被称为“研究机构对话”的话语分析已经变得多样化，包含大量的研究路径，其中最突出的就是批评性话语分析。

与语言人类学及言语民族志有关的研究强调，一个说者的“身份”与其在社区中的成员身份紧密相关。已经有研究表明，特色鲜明、凸显文化的沟通风格与特定的言语社区有关，这在分析特定言语情境的过程中是一个必须纳入考虑的民族志因素。由此，针对到底是什么构建了言语事件的民族志语境，我们有了一种更加宽泛的认识。根据这种视角，分析交流的意义时需要描述和理解的内容有：那些体现了说者的社会身份的社会文化方面的特征，他们的过去以及其他个人传记性细节，对话中表现出的知识背景与期望，在特定的机构事件中的权利、责任还有其他与参与者角色或职位有关的义务。所以，本领域研究的特点就是强调要把对言语意义的分析和对这些民族志特点的描述整合起来。

三、对话分析与医患会话的理论及应用研究

医患对话的研究始于20世纪80年代，最初的研究主要集中在医生的语言和沟通技巧上。这些研究通常采用定量方法，通过分析医生的语言特征和表现来评估医生的沟通技巧。然而，这种方法存在一些限制。首先，它忽略了患者的主观感受和反应；其次，它假设医生的语言技巧是可以单独评估的，而忽略了医患对话的复杂性和互动性。因此，研究者开始寻求一种更加全面和深入的方法来研究医患对话。对话分析的出现正是为了解决这一问题。对话分析是一种通过研究人类交互中的语言行为和互动规则来理解社会行为的方法，它强调对话的动态性和互动性，并强调对话参与者的主观感受和反应。因此，对话分析成了研究医患对话的一种有力工具。

对话分析在医患对话中主要应用于以下几个方面：第一，医生的话语行为。对话分析可以研究医生的话语行为，如医生如何提问、如何给出建议、如何解释病情等。例如，有学者（Stivers，et al.，2001）研究发现，医生的提问方式会影响患者的回答，而医生的解释方式则会影响患者对病情的理解和对医生的信任度。因此，对话分析可以帮助医生改进他们的话语行为，从而改善医患关系和医疗效果。第二，患者的话语行为。对话分析也可以研究患者的话语行为，如患者如何描述症状、如何提出问题、如何表达感受等。例如，有学者（Heritage，Robinson，2006）的研究表明，患者的提问方式同样会影响医生的回答，从而影响医患关系和医疗效果。因此，对话分析可以帮助患者改进他们的话语行为，从而更好地与医生沟通。

医患对话是医学实践中至关重要的一环，它直接影响到患者的医疗体验和医疗效果。医生需要通过与患者的对话获取关键的医疗信息，并向患者提供必要的医疗指导和建议。因此，对医患对话进行分析和优化可以有效地改善患者的医疗体验和医疗效果。

对话分析作为一种研究人类交互的方法，已经被广泛应用于医患对话的研究中。对话分析还可以研究医患互动规则，如医患之间的交替性、转移性、倾听和反馈等。例如，有研究表明（Heath，Luff，2000），医生可以通过倾听和反馈来建立信任关系，从而提高医疗效果。因此，对话分析可以帮助医生和患者更好地理解医患互动规则，从而改善医患关系和医疗效果。并且，对话分析还可以研究医患情感体验，如医生和患者之间的情感联系、情感表达。例如，有研究表明（Robinson，Heritage，2014），医生可以通过情感表达来建立情感联系，从而改善医患关系和医疗效果。因此，对话分析可以帮助医生和患者更好地理解彼此。

综上，对话分析是一种研究人类交互的方法，在医患对话中得到了广泛应用。通过研究医生和患者的话语行为、医患互动规则和情感体验，可以帮助医生和患者更好地理解彼此，从而改善医患关系和医疗效果。今后，需要进一步加强对话分析在医患对话中的应用，为医学实践提供更加精细化的指导和支持，以便更好地服务于患者和社会。此外，对话分析还可以与其他方法相结合，如心理学、人类学等，从而更加全面地研究医患关系和改善医疗效果。

医患对话分析是一个快速发展的领域，越来越多的研究人员开始利用自然语言处理技术来更好地分析医患对话。随着自然语言处理技术的不断进步，将有更多的方法被用于自动分析和理解医患对话，并从中提取有用的信息，结合其他技术和数据源来进一步分析医患对话。例如，可以将医患对话数据与生物医学数据、遗传数据等其他类型的数据结合，以提高对医患对话的分析和理解水平，探索如何利用技术手段改善医患对话。例如，开发更好的电子医疗记录系统、使用虚拟助手等。总的来说，医患对话分析将继续发展和演变，有望帮助我们更好地理解医患对话的本质和规律，并提供改善医患关系和医疗效果的策略。

四、小结

综上所述，不论国内还是国外，学者对于巴赫金的理论研究都包含巴赫金思想的传入与接受、结合本国思想对巴赫金对话理论进行解读、对巴赫金对话理论的研究逐渐走上制度化三个阶段，为各路批评者们利用该理论对其他文学作品做出评论提供了新思路。在经过数十年对巴赫金理论的研究后，国内外学者对巴赫金理论进行了个性化解读，以寻求研究上的创新和突破。

虽然对话理论已经引入我国教学领域，不少专家学者也对此展开深入探讨，但目前尚未形成本土化、系统化的理论体系。关于医患对话，未来本领域的研究可能会以多种方式进一步发展。

第四节　医患会话的语用研究

医患会话的语用研究主要表现在领域专业性、信息传递性和社交性方面。医患会话中存在语言障碍、信息不对称、语言歧义和社交失误等问题，影响着医疗质量和患者满意度。为了改进医患会话的质量，随着医疗技术的不断发展和医疗服务的不断优化，医患关系也变得越来越重要。医患之间的相互理解和沟通对治疗的效果和患者的满意度都有至关重要的作用。而医患会话作为医患交流的核心环节，对于医患关系的建立、信息传递的准确性和患者的情感体验都有着至关重要的影响。在医患会话中，医生和患者的语言行为是直接影响交流效果的重要因素。医生需要使用专业术语和语言来更好地表达自己的意图和建议；而患者则需要理解和接受这些专业术语和语言，以便更好地了解自己的病情和治疗方案。因此，医患会话的语用特点和问题的研究至关重要。

一、关于以患者为中心的研究

早在1993年，皮克研究所就提出了“以患者为中心”这一术语，提出有必要将关注的焦点从疾病转移到患者和家庭。这标志着自20世纪以来盛行的以医生或疾病为中心的医疗决策模式的改变。大多数患者强烈希望采用以自身为中心的理念。从患者的角度来看，至少有三个重要的以患者为中心的领域，即医患沟通、医患合作和个人健康促进。有学者（Pawlikowska-Agód，2021）认为，“以患者为中心”的理念被越来越多的人认为是医务人员提供高质量医疗服务的关键。也有学者（Lynch，2022）指出，“以患者为中心”的沟通干预会给患者带来立竿见影的效果，能够改善他们的医疗体验。还有学者（Berezin，2021）认为，“以患者为中心”的理念还有很多地方需要进一步完善，需要利益相关者，包括患者、医务人员、医院管理者和政策制定者为实现这个重要的目标而共同努力，使患者和医务人员成为真正的伙伴关系。同时，“以患者为中心”的医疗模式被认为是一种可以减少性别不平等的方法（Khazen，2021），因为它可以根据患者的临床需求、生活环境和个人喜好定制医疗模式，这种医疗模式更适合有慢性病和复杂医疗保健需求的个体（Mao，2022）。在实践中发现，“以患者为中心”的护理模式促进了治疗性护理和姑息性护理的早期整合，并能提高患者的生活质量（Ngai，2022）。还有人（Wang，Jiang，2020）认为，“以患者为中心”的护理模式旨在确保临床护理能够满足患者的偏好和需求，这与呼吁患者谨慎购买医疗服务的消费者导向不同。前一种方法是给患者“赋能”，后一种方法是希望患者能解决费用控制问题。

二、关于医患共同决策的研究

1968年，“医患共同决策”的概念被首次提出，许多机构和学者对医患共同决策这一概念进行了补充和解释。例如，美国医学伦理学问题研究和生物医学与行为学研究总统委员会于1982年发布的《制定医疗保健决策：关于医患关系知情同意伦理和法律含义的报告》中，对医患共同决策的含义进行了完善。该报告将“医患共同决策”这一概念解释为：临床决策需基于患者的需要、偏好和期望，医患共同参与，相互沟通和进行信息交流，共同制定医疗决策。从2001年起，国外学者在牛津大学、威尔士斯旺西等地召开了许多与医患共同决策相关的会议。2003年成立了国际患者决策辅助工具标准合作组织，并对国际患者决策辅助工具标准不断进行更新和改进，其中2013年更新的4.0版本是目前最新版本。2011年，《英国医学杂志》刊登的《医患共同决策萨尔茨堡宣言》进一步为医患共同决策理念奠定了基础。该宣言中强烈呼吁临床医生与患者一起制定临床决策，并针对患者角色在医疗决策中的作用进行了深入探讨。有学者提出，在临床决策中，治疗决策阶段是整个临床决策中至关重要的环节，也是患者及其家人最为重视的环节，它直接影响着患者的就医过程、治疗效果及对医护人员的满意度，由此可见医患共同决策模式在临床决策中的重要性。目前，多位学者对医患共同决策的概念框架、核心概念、具体步骤等方面做了探索，如有美国学者（Kontogianni，2020）对医患共同决策模式包含的概念框架进行了总结，将其分为核心要素、理想要素和一般特征，其中核心要素包括对问题进行解释、提供不同治疗选择、讨论利弊、患者的价值和倾向性、患者的决策自信、医生的知识、信息的准确传递、作出决策和决策的实施等。还有人（Bergmann，2021）对以往有关医患共同决策的文献进行了综述，提出了共享决策方案的四大主题：决策过程、参与人员、影响因素、结果，并将决策过程分为六个步骤：认识问题、提供信息、明确患者意愿和价值观、慎重考虑、作出决策、实施决策。

在2001年的一份报告中，美国国立卫生研究院将医患共同决策作为提高美国医疗质量战略的重要组成部分。共同决策的关键点在于医患双方通过表达个人治疗偏好参与决策过程，医患双方共同决定治疗实施方案。有学者（Gulbrandsen，2020）认为医患共同决策是将理论转化为实践的手段，可以改善患者与临床医生之间的沟通，提高患者对干预利弊预期的准确性和参与决策的积极性，提高患者对临床医生的满意度。还有研究（Xie，2020）发现，人工智能（AI）决策辅助工具可用于支持患者各个阶段的共同决策，包括预防、筛查、预后、诊断和治疗。当保健活动的互动发生时，我们不可避免地会注意到知识、地位等的不平等所导致的权利不对称（Nagem，2021）。医生和患者之间的联合决策可以解决这种权利不对称的问题，在需要的时候恢复自主性和主动性。

三、关于医患纠纷的研究

近年来，医患纠纷频繁发生，甚至有的已经升级为触犯法律的恶性伤害案件。因此，对医患纠纷的研究成为当前的一大研究热点。邓黎黎（2021）认为，当前的医患关系问题不仅是简单的人际关系问题，而且是社会制度矛盾的缩影。杨林宁

(2022)认为,医患纠纷应该事先预防,而不是事后补救。医院需要加强人员培训,重点管理医疗纠纷的高发科室。曾静(2021)认为,预防医患纠纷的发生,应强化全民法律意识,提高医疗机构的服务质量和患者的安全意识。在我国现有医疗体制的影响下,医生和患者形成了两种利益主体,两者之间容易产生摩擦,导致医患纠纷频发。一些学者从社会工作视角出发,为构建和谐医患关系、调解医患纠纷提供建议。具体研究包括以下方面。

一是从社会发展层面探讨医务社工产生的必然性。陶爱华(2021)从不同的角度分析了医务社工为什么会产生,如我国医疗体制的改革、人们对医疗服务新的需求、医患关系的发展趋势、社区医疗卫生建设、医疗卫生国际化等呼唤医务社工的产生。在医患信任度下降的情况下,医务社工作为一种中立性的角色介入,对于医患纠纷的防范与调解来说异常重要。

二是从理论技巧层面探讨医务社工介入医患纠纷的策略机制。胡洪贞(2021)就利益分配失衡、医患沟通不足、冲突纠纷处理调解机制不健全等原因,探讨了医务社工专业价值观与工作方法在医患纠纷场景中的应用,如开展健康教育、开设患者课堂、组建支持小组、进行情绪疏导、开展事件调查等来预防、处理、调解医患纠纷。崔诣晨(2020)总结了医务社工运用社会工作方法介入医患纠纷的步骤:首先是了解医患双方的诉求,重新建立医患双方沟通的渠道;其次是缓和双方关系;最后是进行适当的心理干预。此外,王雷宏、李振(2021)提出,要实现医务社工介入医患冲突长效化,还必须建立利益保障、表达、协调与调处机制。

三是从功能作用层面探讨对于医务社工介入医患纠纷的态度。多数学者认为医务社工是医疗服务中的重要组成部分,可以在非医疗领域中发挥重要作用,如通过提供人文关怀服务,与患者及其家属建立良好的关系;作为沟通的专家,搭建医患双方沟通的桥梁;提供双方都能够满意的调解方案,维护双方的共同利益。但也有学者并不认同此观点,如宗健阳(2022)认为医务社工对其自身的功能定位不同于政府定位的介入医患纠纷的专业人员,从短期来看,医务社工的介入有利于医患关系日常维护、医患纠纷事中调解及事后修复,但是医务社工在介入医患纠纷时会陷入角色冲突的伦理困境,且会受限于现有的医疗体制,无法触及导致医患纠纷发生的深层次体制方面的因素,无法从根本上缓解医患紧张局面,从长远来看,将阻碍医务社工的进一步发展。

四是从问题视角层面探讨对医务社工介入医患纠纷的建议。陈东琼(2021)就医务社工在介入医患纠纷过程中如何赢得患者及其家属的信任问题提出构建患方信任模型,医务社工介入医患纠纷、处理医患关系需要具备能力、善心、正直等,明确工作内容与工作方法，介入阶段要与工作方式做到精准匹配，凸显信任要素。

四、关于医患沟通的研究

在当前紧张的医患关系下，医患沟通作为促进医患关系良好发展的有效途径，已经成为重要的研究课题。徐秀红(2021)发现，引入共情教育有助于提高医学生的医患沟通能力。刘彬蓉(2022)认为，沟通可以清除医患之间信息不对称的障碍。医患沟通的意义在于培养和谐的医患关系，使医护人员能够更好地为患者进行诊疗，从而提高患者的依从性(郭学勤，2021)。孙悦(2021)在研究中发现，角色扮演教学法能够强化医学生的医患沟通意识，有效提高学生的沟通能力。

针对医患关系问题的产生，孙莹炜(2020)将医疗纠纷根据不同的标准进行了分类。同时，他结合医疗救治环节进行分析，从早期诊断到手术麻醉等方面分析可能造成的医患问题。作为较早研究医患关系问题的学者，他将医患关系问题和患者逝世放在一起研究，从法律的角度对医患关系问题进行延伸。他的专著为之后医患关系问题的研究奠定了基础。牟玮(2020)认为，和谐的医患关系是以患者为中心的，在医学活动的过程中，医患双方是一个和谐的状态，但是，随着医改的推进，暴露出了较多的医患矛盾，出现了较多不和谐的情况。医患问题不仅消耗了医生和患者的精力，还可能牵扯到司法，甚至会给社会秩序产生显著的负面影响。在目前的环境下，为构建和谐的医患关系，医院必须构建完善的解决医患关系问题的方案。张辰等(2022)提出，医患问题受到多方因素的影响，是社会的焦点问题。医疗费用增长迅速，但是人们的收入跟不上，导致患者看不起病，社会医疗保险制度解决不了看病难的问题，潜在地影响着社会的稳定发展。而医疗技术人才的不足以及医疗技术水平的欠缺，又可能会导致医患关系问题更加突出。

在医生和患者进行互动的环节出现了特殊的人际关系，这也是医患人际关系中非常关键的内容。在以往的研究中，学者们已经对医患关系的概念做出了详细的解释，并且对引起医患关系紧张的原因、应对措施等都进行了大量研究，多个国家也在积极地探索缓解医患关系问题的方案。外国学者对医患关系各个层面的研究都较为深入，取得的效果较为显著，其政府对学者提出的建议予以采纳，有效缓解了紧张的医患关系。20 世纪 90 年代，在分析医患关系时，主要是倾向于对推动两者关系和谐因素的分析。之后，随着医患关系问题逐渐暴露，患者容易将自身的消极情绪发泄在医生身上。

进入 20 世纪 90 年代以后，国外学者将关于医患关系问题的研究重心放在了医疗费用的支付上。此外，国外学者更倾向于关注“人”，而我国医患关系领域的相关研究在2000年开始逐渐增多。虽然与国外相比发展较晚，但我国学者结合我国国情进行了全方位、多角度的研究，从微观视角扩展到了宏观视角。随着医疗卫生事业的发展，医患冲突纠纷也不断发生，医务社工在构建和谐医患关系中的作用也逐渐显现，作为促进医患沟通、协调医患关系、处理医患纠纷的新路径进入医院。经过二十多年的发展，我国在医务社工领域积累了丰富的经验。但目前学界对医务社工介入医患纠纷的研究主要集中于从理论上分析医务社工介入的策略，对医务社工介入调解医患纠纷所能发挥的作用、功能较少进行梳理总结。另外，就研究成果来看，医患沟通的基础和应用研究相对较多，研究成果相对分散。在医患沟通的具体过程中，对医患互动背后的理论模型梳理和模型应用的研究相对较少，对医疗情境中各种沟通现象背后的影响因素也没有系统的解释。国外健康传播学者对医患沟通做了比较深入的研究，大部分是定量的，研究成果很多。

从研究议题来看，健康传播的研究议题涉及健康叙事、医患关系和医患沟通、社区健康、医疗组织传播、公共卫生的大众传播和传播媒介，涵盖了医学、社会学、心理学、传播学等诸多学科。近几年来，健康传播的议题越来越丰富，医患关系和医患沟通是其中重要的研究议题之一。在阅读相关文献并进行分析后，笔者发现，现有的医患沟通研究大多侧重于沟通模式的总结、沟通技巧的梳理、沟通效果的取得、沟通困境的分析以及沟通对策的提出等方面，其中虽然有部分学者综合考虑了医生与患者的教育程度、知识储备、社会地位、话语权利、互动方式和媒介环境差异对医患沟通带来的影响，但大部分研究只针对某一部分因素进行审视，缺乏系统性。

从研究主体来看，国内外的医患关系和医患沟通研究主体存在较大差异，国外研究者大多来自医疗卫生领域，研究偏向于医学的应用性。国内的研究则呈现新闻传播学者、公共卫生领域学者和新闻工作者“三足鼎立”的情况。然而，国内拥有新闻传播背景的公共卫生领域的学者极少，能从医学或公共卫生视角研究健康传播的学者比例不高，新闻传播学和公共卫生领域的跨学科合作程度低，因而使得研究内容界限明显，新闻传播学者侧重新闻与传播领域的大众传播与人际传播，公共卫生领域的学者则重视医学专业领域的内容。双方都难以具备全面的视角，医患沟通的深度和广度受限。

就研究对象而言，医学领域的医患沟通研究将重点放在医生身上，针对医生的沟通能力、沟通技巧、沟通问题进行分析，大多数文章的建议也是针对医生提出。传播学领域的研究则将重点放在患者上，关注医患之间的语言和非语言沟通行为以及影响患者沟通的因素。国内传播学者在研究医患沟通时，从使用方法和尺度上直接参考国外成果。国内对医患关系的研究起步较晚，但是也获得了较多的研究成果。从20世纪80年代到90年代初期，我国医疗卫生机制改革有序进行，政府也构建了相应的医疗体系。但是，由于受到信息不对称的影响，医疗市场中存在垄断竞争的情况，医患关系问题逐渐暴露。我国不同地区之间的经济发展水平和医疗政策不尽相同，也就缺乏全面的医患关系问题研究。针对当前的医患关系问题，必须首先从医疗体制入手，有针对性地寻求解决医患关系问题的途径。

五、小结

总的来说，在我国，从健康传播角度对医患沟通领域进行的研究还需要进一步拓展深入。虽然有研究试图对医患沟通进行全面分析，但仍存在框架不清、视角不全等问题。从医生角度进行的研究更是凤毛麟角，有价值的结论也不够丰富。

通过前文对相关国内外文献的整理和总结可以发现，解决医患冲突、构建和谐医患关系是国内外诸多学者的研究内容。对此，学者们在不断的尝试和努力中取得了一定的成果，积极探讨医患关系激化的成因和现实可行的医患关系构建方案，为推动医患关系的和谐发展贡献力量。但是，无论是国内学者还是国外学者，对于医患关系的研究还存在一定的局限与不足之处。首先，在现有的研究之中，对于医生和患者权利与义务的探究相对孤立，仅强调了医生或患者的参与度而忽略了将医生与患者视为一个整体，未从共同体的角度发掘个体与整体利益的一致性。其次，对于医患信任问题的研究仍然局限于伦理学和道德层面。一方面，在现实的医疗活动中还是遵照相对简单的契约合同来维持医患间的尊重与信任；另一方面，在研究的过程中没有形成专门的理论体系，使得研究未能得到更进一步的发展。最后，由于各个国家的实际情况不同，因而在研究的过程中不可能直接照搬发达国家的经验，还需从我国实际情况出发，同我国的历史、政治、经济、文化、社会等因素相结合，寻找到能促进我国医疗卫生事业与和谐社会发展的现实可行的医患关系构建方案。

医患会话的语用特点主要表现在三个方面。首先，医患会话具有领域专业性。医患会话的主题通常涉及医学专业知识，因此医生在交流时需要使用专业术语和语言，而患者则需要理解和接受这些术语和语言。这就要求医生在交流中既要注重专业性，又要注重语言的简明易懂。其次，医患会话具有信息传递性。医患会话的目的是达成共识、传递信息，因此医生在交流中需要清晰明确地表达意思，避免信息误传。而患者则需要准确理解医生的意图和建议，以便更好地接受治疗。最后，医患会话具有社交性。医患会话不仅是一个信息交流的过程，也是一个社交互动的过程。医生需要尊重患者的权利和隐私，同时也需要建立起良好的人际关系，以便更好地进行治疗和管理。

然而，医患会话中也存在很多语用问题。首先，医患会话的专业性，导致很多患者无法理解医生所使用的专业术语和语言，信息传递出现偏差和误解。其次，医生和患者在交流中所拥有的信息不对称，导致患者无法充分了解自己的病情和治疗方案，从而影响治疗效果和患者满意度。此外，医患会话中存在很多词汇和语言结构上的歧义，导致信息传递出现问题。最后，医生在交流中的语言行为可能会引发患者的情感反应，导致患者情绪不稳定，从而影响治疗效果和患者满意度。

为了改进医患会话的语用策略，可以从以下几个方面入手。首先，医生在交流时应尽量避免使用专业术语和复杂语言，而是使用简明易懂的语言来传递信息。其次，医生应该主动与患者沟通，充分了解患者的病情和需求，同时也应该向患者详细地解释治疗方案和预后情况，以便患者能够充分了解自己的病情和治疗方案。另外，医生在交流中应尽可能地避免使用歧义性词汇和语言结构，以便信息传递更加准确。最后，医生应该积极与患者建立良好的人际关系，尊重患者的权利和隐私，同时也需要关注患者的情绪和需求，以便更好地进行治疗和管理。

综上所述，医患会话的语用研究对于改进医患交流质量、提高患者满意度和医疗质量都有重要作用。通过对医患会话的语用特点和问题进行深入研究，可以为医患交流提供更加科学有效的指导，进一步提升医疗服务的质量和水平。

第三章　身份建构的分析框架

身份建构不仅是一个个体的认知过程，而且也是社会环境、文化背景、组织管理等外部因素与个体交互作用的结果。同时，个体在不同的情境中具有不同的身份认同和行为规范，如何适应不同情境的变化并保持身份的统一性是医生在职业发展中所需要面对的。

第一节　身份建构的情境性

随着社会的发展，医学及其伦理也在不断演变进步。作为医学界的传承者，医生的角色和身份感也在不断被探讨和研究。医生的角色不仅是专业技术的代表，更是社会道德的象征，承载着患者的期望和信任。随着医疗制度的不断完善和患者维权意识的提高，对医生身份的要求也越来越高。医生面临医疗技术者、社会工作者、经济运行者、社会管理者、医学守门人和健康守护者等多重角色的挑战，身份感、价值感和意义感的迷失，导致很多医生在临床实践中出现了身份缺失和错位等一系列问题。在"健康中国"背景下，民众对健康的需求越来越多，对医生的要求也越来越高。如何构建合格的医生身份，满足社会和民众的需求，履行"健康中国"行动中医生的职责，成为当下关注的重要问题。

患者身份建构是社会互动和医疗环境中的一个重要方面。在医疗机构这一特殊情境中，患者的身份建构受到医疗环境、医生角色、医学知识等多重因素的影响。情境性在患者身份建构中扮演着关键角色，影响着患者在医疗过程中的角色认同、信息处理和互动方式。

一、医生身份建构的情境性

医生身份建构是指医生在社会、文化和历史背景下，通过自我认知、社会互动和角色认知等方式,塑造和维护自己的医生身份。这个过程不仅仅是一个个人认同和自我塑造的过程,更是一个社会互动和文化认同的过程。

医生身份建构与社会身份建构密切相关。医生身份是由多个身份角色组成的,如专业身份、医学教育身份、家庭身份等。这些身份在不同情境下相互交叉、相互作用、相互影响,从而塑造了医生的整体身份。同时,医生的身份也受到社会和文化环境的影响,如职业社会化、医学文化传统、医学伦理价值观等因素。医生的身份建构是一个动态且具有多样性的过程,也是一个不断适应和调整的过程。

在医生身份建构的过程中,情境性是一个非常重要的因素。医生在不同的情境下会表现出不同的行为和态度,这些行为和态度受到情境因素的影响。夏玉琼(2017)在网络交际空间中的医生身份建构研究中指出,情境性是指医生面对不同的工作场所、医疗环境、文化背景、患者需求等因素所展现的身份。在这些情境中,医生需要作出相应的反应和调整自己的身份、行为、态度。蒋睿(2015)指出,情境性对医生身份建构的影响可以分为两个方面:第一,情境性限制和塑造了医生的行为与态度,医生在不同的情境下需要遵守不同的规范和标准,如在手术室里,医生需要保持高度的专注性和准确性;第二,在与患者交流时,医生需要更加注重情感共鸣和沟通技巧。在不同的情境下,医生需要根据情境因素来规范自己的行为。

医生在情境中也可以主动建构自己的身份。有证据表明,医生对情境具有巨大的影响力,可以塑造和建构自己的身份。例如,医生可以通过推广新的诊断和治疗方法来改善治疗效果;医生还可以通过加强自己与患者之间的有效沟通和互动,来建立患者对医生的信任。

在情境感知方面,医生需要了解患者的病情和病史、家庭和社会背景、心理状态等,以便更好地与患者进行沟通和对患者进行治疗。同时,医生还需要了解医疗工作环境的实际情况,如人员配置、医疗设备、制度和政策等,以便更好地开展工作并适应环境变化。

二、患者身份建构的情境性

关于患者的角色认同,在医院等医疗机构中,患者通常会将自己视为向医生寻求帮助者,这一角色在情境性会话中显得尤为突出。患者可能会在医患互动中表现出对医生的依赖,寻求医疗建议和治疗方案。情境性的患者角色认同可能会影响患者对医学信息的接受和理解。

在医疗情境中,患者可能面临情感上的压力和焦虑。情境性会话为患者提供了一个表达情感和需求的平台。患者可能会在医患对话中分享自己的痛苦、恐惧以及期望，希望得到医生的理解和支持。

情境性会话还影响着患者在治疗过程中的参与度。在不同的治疗阶段，患者可能会以不同的角色参与，从被动的治疗对象转变为主动的治疗合作者。在共同决策情境中，患者需要更积极地参与医疗决策，分享自己的意愿和偏好。

医疗机构作为特殊的情境，为患者的身份建构提供了特定的背景和框架。在医患互动中，患者会根据医疗情境的要求和期望调整自己的身份认同和角色表现。这种情境性与患者的身份建构会产生紧密的联系。例如，在医疗咨询过程中，患者可能会将自己视为信息接收者，寻求医生的专业建议。在这种情境中，患者可能会更倾向于听从医生的建议，将医生视为权威人士。而在共同决策的情境下，患者可能会更加强调自己的偏好和意愿，与医生一起讨论、选择治疗方案。情境性会话为患者提供了展现不同身份和角色的机会，帮助他们更好地应对不同情境下的交流需求。

综上所述，情境性是医患个体身份建构的一个非常重要的因素。对于医生而言，了解情境因素与医生身份建构之间的关系，可以更好地适应和应对不同的情境，塑造更加专业、有效的医生身份。对于患者而言，在医患互动中会根据情境和不同角色的要求，调整自己的身份认同和角色表现。情境性会话为患者提供了表达情感、需求和意愿的机会，帮助他们更好地参与医疗决策和治疗过程。进一步研究情境性对患者身份建构的影响，有助于优化医患互动，提升患者满意度，促进更有效的医疗实践。

三、身份认同与社会情境的互动关系

身份认同是个体对自己所属的群体或社会角色的感知和理解，而社会情境则是个体所处的环境、文化和社会关系等外部因素。两者之间存在紧密的互动关系，尤其在特殊情境中(如医患互动中)，互动关系显得尤为重要。

在医患互动中，个体的身份认同和社会情境相互影响。医生和患者在医疗环境中表现出不同的社会角色，这种角色在一定程度上塑造了他们的身份认同。医生通常被视为医学专业人士和决策者，他们在诊断、治疗和提出建议方面拥有专业权威性。这种社会情境中的专业角色构建了医生作为专家的身份认同，也影响了他们与患者的交往方式。相应地，患者在医疗环境中扮演着需要医疗帮助的角色。这种弱势的社会情境中的角色可能导致患者对医生的依赖，从而影响他们对医疗信息的理解和对治疗方案的接受。

医生和患者的身份认同不仅受到医疗环境的影响，也在一定程度上影响着他

们在医患互动中的行为和交流方式。医生和患者的身份会影响他们在医患互动中的角色扮演。医生可能会根据自身的专业身份，以权威人士和决策者的角色参与医患对话，为患者提供专业建议和决策。而患者则可能更倾向于在医患互动中表现出依赖和需求，期待医生的关心和支持。

社会情境会对医患互动中的身份认同产生影响。在急诊情境下，患者可能更加依赖医生的专业决策；而在慢性病管理中，患者可能更关注自身的治疗意愿。医生需要根据不同情境调整自己的交流风格，平衡专业性和共情性。这种情境性的变化将影响医生和患者的互动方式，塑造他们在医患关系中的角色。

身份认同和社会情境的互动关系还影响着医患沟通的效果。当医生能够理解患者的社会情境和身份认同，采用适当的交流方式和措辞时，患者更可能感到被尊重和关心，从而建立更好的医患关系。反之，如果医生未能理解患者的社会情境，可能会造成误解和不适，影响医患互动的质量。

综上所述，在医患互动中，个体的身份认同与社会情境之间存在紧密的互动关系。这种关系不仅影响着医生和患者在交流中的角色和行为，也直接影响着医患关系的建立和维护。了解和尊重个体的身份认同，同时考虑特定的社会情境，是促进有效医患互动的重要因素。

四、社会情境对医生身份建构的影响

社会情境是指个体所处的环境、文化和社会关系等因素，它们在很大程度上塑造了个体的身份认同和角色。在医生这一专业领域，社会情境会对医生身份建构产生深远影响，影响医生在医疗环境中的角色认同、权力分配以及与患者的互动。盛湘君(2015)指出，医生的工作环境包括医院、诊所、科室、工作时间、工作强度等方面。这些方面的差异性会影响医生对自己的身份认同和行为规范，从而影响医生身份建构的情境性。于建星(2018)指出，不同类型的医院有着不同的组织文化和管理风格，这会影响医生在医院的地位和职业认同。例如，公立医院的职业认同重点在于服务社会、群众，而私立医院则注重做好服务，在医生身份建构中，这两者仅仅是当中的一部分。

袁周敏、陈新仁(2015)指出，长时间的工作和高强度的工作都会影响医生的身份认同和行为规范。夜班、轮班、紧急处理等职业特殊性工作会影响医生的睡眠与生活，从而进一步影响医生对自己身份的认知和身份建构。

不同的科室有着不同的专业知识和技能要求，这会影响医生的身份认同和行为规范。例如，在急诊科工作的医生可能会更需要快速反应和稳定情绪的能力，而在外科工作的医生则需要更强的手术技术和工作经验。工作环境的差异性是影响医生身份建构的重要情境性因素之一。医生应当在不同的工作环境中不断调整自己的认知和行为，以适应并提高自己和团队的工作效率。

五、社会文化对医生身份建构的影响

葛晖(2017)指出，医生身份建构不仅受到工作环境和医疗体系的影响，而且受到所处社会文化的影响。社会文化是指某一社会或文化中共同的社会行为、习惯、信仰和价值观等因素的综合体。这些因素会影响医生对自身角色的认知、自我评价和行为规范。王茜、游越和纪昌娥(2017)在《我国医生身份建构的研究路径和方法》一文中提出，不同的文化传统会对医生的角色认知产生不同的影响。例如，西方文化中的医生通常被视为专业人士，在医疗领域的知识和技能方面具有高水平的专业知识和技能，并受到社会的广泛尊重与赞誉。而在一些东方文化中，医生则更多地被视为服务者，他们必须奉献自己、尊重患者和患者家庭，并采用更加面向人类关怀的方法提供服务。在这种文化传统下，医生的社会角色不是更加优越的专业人士，而是更加关注患者和家庭的无私服务者。蒋昀洁、李燕丽和李洁(2022)在《媒介情境视角下医生媒介形象的建构与呈现》一文中指出，医生在实践中需要不断感知情境并灵活应对，这对于医学实践和医患关系的发展和维护具有重要意义。情境包括医生与患者的沟通交流、医疗工作环境、医学进展和社会环境等方面，医生需要对情境进行感知和分析，并能够给出相应的应对策略。

在应对策略方面，医生需要根据不同情境采取不同的应对策略。例如，对于难以诊断的病情，医生需要进行复杂的医学知识分析和推理，然后采取更全面的治疗措施。对于患者及其家属的担忧和抱怨，医生需要倾听和理解，并采取积极的沟通方式进行解决。对于医患关系中的冲突，医生需要通过协调和调解，维持医患关系的稳定和良性发展。

在现代医学实践中，医生不仅需要具备丰富的医学知识和技能，还需要具备情境感知和应对能力。医生的身份认同和行为规范与情境感知和应对密切相关，在医学教育和培训中应注重培养医生的情境意识和应对策略。

第二节　身份建构的可变性

多样性和标准化的思维及言语策略都是可以在医患会话中实践的，而且都能够使医患会话朝着积极的方向发展。然而，尽管两者都以期望患者顺利就诊和医

生与患者开展良好的沟通为目标，但它们实现这一目标的途径却各不相同。标准化的话语追求同质性、基本的同一性和有限的可能性。标准化的言语策略能够使医患会话的流程更加清晰，而多样性的言语策略保证了医生面对不同患者时能够有相对完善的应对机制，防止对话发生偏移或产生冲突，患者能够参与对病情的探讨和对治疗方案的规划，使医患会话在正常的轨道上进行。医生与患者尝试并借鉴相应的会话策略，在医患会话中一次次实践，最终期望找到一种相对稳定的沟通模式，期望在尽可能短的时间内解决问题。会话策略的交叉与重复是建构不同身份的基础。

20 世纪 60 年代，一系列社会科学学科的学者开始摒弃传统观念中关于人类具有稳定身份的想法，而转向将身份视为多元、动态和社会建构的概念。他们普遍认为，我们的身份（如性别、种族、民族、宗教和社会经济阶层）并非天生存在，也不是简单通过分配获得和被动地接受。相反，它们是由我们所处的社会结构所塑造的。我们通过从日常生活中获取的各种社会文化材料和资源来构建和重建我们的身份。社会建构这一广义概念描述了我们如何理解赋予我们自身的经历和生活意义。在这个过程中，社会上的个体被定义。因此，身份虽然来源于社会和文化，但也因人而异。医生在个体和群体的职业认同与身份建构中，同样可以被概念化为社会建构和自我探索两种。因此，在医患会话的过程中，首先医生以多样性和标准化的会话策略建构不同的会话身份；然后，基于他们不同于普通社会参与者的独特职业身份，在会话过程中使用相关话语的方式不同，经历建构的过程方式也不同。

医生在医院或诊所背景下建构他们的职业身份。专业的话语、实践、规范和期望是医生用来建构自己身份的原材料和资源。标准化和多样性的会话策略向医生传达了重要而有力的信息、线索和方向，帮助医生顺利地完成医患会话。但医生本身又是一个独立的个体，因此在选择和使用言语策略上存在独有的路径，医生构建的会话身份是由言语策略塑造的，在这个过程中，医生如何驾驭和处理这些言语策略是医生建构不同身份过程的一部分。尽管医生在会话过程中会遇到同样的话语，但考虑到患者的个体差异以及患者的病情程度，没有一个单一的公式或标准的言语策略可供完全参考。例如，医生在和成年人对话的过程中，询问病情可以采用直截了当的方式，但当患者为儿童或老年人时，为了能够使患者听懂自己的询问并给出正向的反馈，在会话一开始会使用简单的词汇或短句与患者建立联系，并同样使用简单的问句询问患者。

患者在医患会话中建构会话身份的方式与医生构建职业身份的方式有相似之处。患者在医院或诊所背景下，通过言语、态度和参与方式来塑造他们在会话中的身份。医患会话是一种特殊的交流场景，患者需要运用适当的言语策略来与医生有效沟通。患者在医患会话中的会话身份是基于他们的病情、个人经历和情感状态而建构的。他们可能会运用不同的会话策略来达到交流的目的。在患者的会话身份建构中，言语策略起着重要作用。患者需要决定何时使用明确、直接的表达方式，何时使用更加温和的措辞，何时提出问题或表达需求。

在检索了大量医患会话样本后，通过医患互动的身份嵌合模型，可以预计医患双方身份建构与言语策略实施之间的关系和走向。鉴于言语策略的多样性和可变性，医患双方建构的身份和顺序也各不相同，其中可能会存在困惑、焦虑、冲突和妥协。然而，剖析医患互动中双方的身份建构过程，能够在一定程度上发现医生与患者个体身份建构的模式与规律。

第三节 医患会话的分析框架

近年来，关于医患会话研究的文献数量不断增加，与此同时，暴露的问题也显而易见，我们对医生自我概念化和医患双方多重交叉会话身份的认识还不充分。为了更好地了解医患双方在会话中的身份建构，本节将主要从两个方面入手，探索医生使用多样性和标准化的言语策略从患者那里获取了什么信息；患者采取何种言语策略参与自我病情的讨论和决策；双方如何处理和应对接收的话语信息，如何决定采纳、适应或拒绝哪些话语信息，以及在这个过程中重复出现的言语策略是否塑造了他们的会话身份，这一身份在何种程度上影响了双方的交际与关系走向。为了更全面地探索和揭示身份建构的动态和细微差别，也要求我们解释医患双方构建的不同会话身份，这些不同会话身份是如何表现出来的，以及他们是在什么条件下和使用何种言语策略建构的。由此，我们需要探讨医患双方的会话身份对医患会话的影响以及言语策略的实施。

医院中的问诊流程必然具有挑战性和变革性，患者与医生面对面的交流是帮助患者解决问题的第一步，但交流不可能都是一帆风顺的，它受到多方面因素的影响，如医生当前的挂号患者数量、患者病情的紧急程度、双方对话语的理解偏差等。医生与患者的关系是动态变化的，缓和的关系可能会由于交流中产生的误解而变得紧张，而紧张的关系也会由于双方交流的深入和清晰而转向平稳。因此，研究双方在医院语境下的会话身份及身份的建构，是研究中不可跨越的关键问题。

基于本书绪论第二节最后提出的两个问题，结合门诊（妇产科、骨科、内科、外科）语料库作为分析材料，笔者首先对会话分析的语言内容、身份建构以及相关理论在医患会话中的实际应用进行了文献综述，并建构了一个门诊语境下的医患互动分析框架。围绕医患会话的参与者——医生、患者及患者家属，通过定性分析来解释医患双方建构的几种会话身份，之后通过定量分析，得到了医生和患者的情景性身份分布以及相应的言语策略在会话序列中的使用频率，并解释了会话中权威性和协商性的动态变化，如图 3-1 所示。

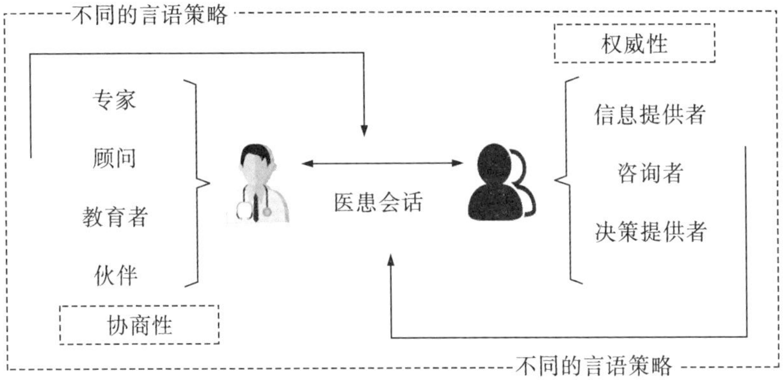

图 3-1　门诊会话语境下的医患互动

情境性作为医患双方身份建构的基石，涵盖了门诊情境与个体认知、行为之间的复杂互动；可变性则突显了医患双方在语境中选取言语策略、塑造会话身份的灵活性。探究门诊语境下的医患互动，情境性和可变性是不可忽视的两个核心特征。通过梳理身份建构的情境性和可变性，笔者构建了一个全面的分析框架，以便更好地理解医患关系中的身份动态。

在门诊语境下，医患互动的微妙性得以显露。医患双方作为互动的参与者，通过言辞与行为交织出多重的会话身份。在医患会话中，情境感知和应对方式是动态变化的。随着会话的深入推进，医患双方在情境中逐渐建构出不同的身份，以适应交流的需要。医生在某些时候扮演权威的角色，提供专业建议，而在其他时候则以协商性更强的伙伴身份，倾听患者的意见与需求。患者则从寻求帮助的身份转变为分享病史的身份，或者在决策时表现出更强的主动性。

综上所述，本章深入探讨了医患关系中情境性和可变性的双重影响。这些特征共同构成了医患互动的复杂性，同时也呼应了医患关系的动态本质。笔者将在后面的章节中进一步研究不同语境下的医患互动，以真实案例为基础，分析和解释医患双方建构的会话身份以及对言语策略的选择和使用，以揭示更多医患身份建构的深层内涵。

第四章　研究设计

本书所分析和研究的语料来自由相关团队转写建成的中型医患会话语料库，是在医院这一特定场景下收集到的医患会话，且语料库在笔者田野调查与医患会话实录的持续性采集活动中不断扩充。通过对语料的多角度分析，笔者发现了医生和患者身份建构的有关特点和规律。本章将从研究问题、研究方法、研究对象、语料收集、语料转写和语料分析这六个方面介绍研究设计。

第一节　研究问题和研究方法

在本书提出的医患会话中双方情景性身份建构的动态模型及语用学和系统功能语言学等相关理论的支撑下，笔者将探讨医患双方在会话中如何选择言语策略建构的多样的情境性身份以及不同身份下的语言特点和规律，同时进一步分析双方言语策略的具体实施以及对会话的影响。为此，本书研究的问题集中于两点：第一，医生和患者在会话中建构了何种不同的情境性身份；第二，医生和患者在会话中选择的言语策略对会话产生了怎样的影响。笔者在研究中主要采取了以下五种方法。

一、田野调查法

田野调查法是本书的重要研究方法之一。田野调查法又名实地调查法或现场研究法，在人文社会科学领域，田野调查法主要是围绕确定的研究对象进行实地调查活动，是获取第一手原始资料的前置步骤。为了保证研究的客观性和真实性，以及后续研究成果的可参考性，笔者对真实门诊的医患沟通过程进行了观察录音，并对录音内容进行了转写标注，以获得的真实的医患语料库作为研究基础。通过田野调查法的实地观察和数据采集，笔者获取了医患会话的真实情境和医生身份建构的实际表现，从而能更加准确地分析医生身份建构的过程和影响因素。

二、文献分析法

文献分析法是指对与研究内容相关的现有文献进行系统分析，进而获取所需知识的一种信息收集方法。具体方法是通过参考与整合相关理论和概念，对一个时期内某个学科或专题的研究成果或进展进行系统、全面的叙述和评论。本书将泛语言学视域下医患会话及身份建构相关的文献进行了梳理和整合，主要体现在第二章和第三章，并对研究医生身份建构的动态过程和言语策略的实施提供了基础和条件。

三、比较分析法

比较分析法又称为类推法或类比法。该方法是将客观对象的整体分为不同的方面、特征或因素，通过比较找出研究对象的异同点。比较分析法是一种通过对事物或问题进行区分，由此发现和理解客观对象的特点、规律、本质和差别的，带有逻辑性思维的辩证方法。比较分析法可以帮助研究者将客观对象的整体分为不同部分，从不同方面、特征或因素进行比较，找出研究对象的异同点。通过比较分析，根据会话中医生言语策略使用情况的统计，对医患会话中医生群体内的性别差异以及患者群体内的类别差异对医患会话产生的影响可以作出较为清晰的判断。

四、定性分析与定量分析

定性分析与定量分析是在事物确定的质与量的前提下认识问题和分析问题的研究方法。定量分析又称量化研究，主要用于搜集用数量表示的数据或信息，通过统计数据发现群体的趋势信息，采用统计、数学或计算机技术等方法来对社会现象进行系统性的经验审视，从而获得观测对象的特征数值或某些因素间的变化规律。定性分析是根据社会现象或事物所具有的属性和在运动中的矛盾变化，从事物的内在规定性来研究事物的一种方法。本书采取定性分析与定量分析相结合的方法，定性分析剖析医生语义资源的使用与身份建构的相互联系，定量分析发现医生语义资源的使用规律等。

五、跨学科研究法

跨学科研究法又称交叉研究法，是运用多学科的理论方法和成果，整体上对某一课题进行综合研究的方法。学科在快速分化的过程中，相互间的联系也日渐增强，因此在对医患会话中医生身份建构的分析研究中，社会学、心理学、统计学和语言学的理论相辅相成，共同解释了医生语义资源使用及身份建构的过程。

第二节　研究对象

在对医生身份建构的研究中，笔者选取自建医患语料库中收录的16名医生作为研究对象，按照研究问题对医生进行筛选，分别选取8名男医生和8名女医生，具体信息如表4-1所示。

表4-1　医生代称及会话字数

医生代称	会话字数	会话总字数
男医生1(MD1,急诊门诊)	11181	61466
男医生2(MD2,急诊门诊)	15042	
男医生3(MD3,骨科门诊)	15287	
男医生4(MD4,骨科门诊)	19956	
男医生5(MD5,普外门诊)	10457	49327
男医生6(MD6,普外门诊)	11985	
男医生7(MD7,内科门诊)	14730	
男医生8(MD8,内科门诊)	12155	
女医生1(FD1,内科门诊)	13053	54153
女医生2(FD2,内科门诊)	10598	
女医生3(FD3,妇产科门诊)	12747	
女医生4(FD4,妇产科门诊)	17755	
女医生5(FD5,妇产科门诊)	11590	56324
女医生6(FD6,儿科门诊)	16328	
女医生7(FD7,儿科门诊)	11328	
女医生8(FD8,儿科门诊)	17078	

注：MD为"男医生"英文缩写，FD为"女医生"英文缩写，阿拉伯数字代表男医生和女医生的序号。

第三节　语料收集和语料转写

语料库具有真实性和实用性的特点，为了确保本书能够深入探索医患会话领域的相关问题，笔者自 2017 年起便建立并筹备了临沂大学外国语学院医患语料库团队，并着手收集临沂本地医院的医患会话语料。通过对临沂本地 5 家医院历时六年的调查走访，笔者成功建立了一个 150 万字的中型语料库。在收集语料之初，笔者首先与临沂市多家医院建立了联系，并将多家医院建设为临沂大学医患语料库建设实习实践基地。在获得临沂大学学术伦理委员会审议批准通过后，笔者向相关医院的实验医生与患者介绍了本书的研究目的和方法，得到了相关医院管理部门的支持和许可，并在签署知情同意书后得以进入医院门诊亲自观察医生和患者之间的交流。考虑到医院规模、科室多样性、患者群体的代表性，以及期望收集的语料具有多样性和代表性，在医院观察的过程中，笔者特别关注了医生和患者之间的交流方式、语言表达和沟通技巧，并记录下医生在诊断、治疗和解释医学信息时所使用的语言，以及患者在描述症状和表达需求时所使用的语言。

除了现场观察，在收集过程中，笔者还与部分医生及患者展开简短的交流，以了解他们作为当事人对医患会话与医患关系的看法和体验，在交流中，医患双方都表达了对良好医患沟通的理解、遇到的挑战以及他们如何解决沟通难题等。这些访谈为笔者的研究提供了与现场观察互相印证的数据和见解。在整个语料收集过程中，笔者及所在团队严格遵守了研究伦理原则，尊重并保护了医生和患者的隐私。我们对所有观察和访谈的数据进行了匿名处理，并严格控制对数据的访问和使用，以确保保密性和安全性。医患会话语料库是研究医患沟通的基础和保障，用于促进医患关系的改善和医疗服务水平的提升。

对于收集到的医患会话语料，转写过程以实时转写加人工复听的方法进行。对医患会话语料按照时间顺序标注后，使用 Nvivo 软件导入相关录音文件或文本文件进行组织和命名。在转录过程中，利用 Nvivo 软件提供的标注和标记功能，对医患会话中的重要语言特征、非语言表达和关键信息进行标注，如强调词、停顿、语速变化、重复、感情色彩等。这些标记能够更好地反映语言的表达方式和情感状态，并有助于后续的数据分析和主题识别。同时，笔者为医患会话转录内容添加了元数据，如日期、时间、地点、参与者身份等。元数据为后续的查询、筛选和分析提供了便捷。在完成初步转写后，笔者进行了审校和验证工作，对转写的准确性进行了检查。通过人工比对录音，对转录内容进行验证和校对，修正语法错误或不完整的部分，确保准确性和一致性。由于录音质量或其他因素影响，在转录过程中遇到的不确定（如不同的地方方言）或听不清的部分，转写时均使用标记符号（[不确定]或[听不清]）来表示，并在后续的分析中予以说明。

最后，进行了整理和编辑工作，标注医生和患者对话的话轮顺序，将不同医生与患者的对话进行分隔和标记，确保转写文本的格式和结构清晰易读。利用Nvivo软件的查询功能，根据语料转写需要，对医患会话转录内容进行检索和分析，如在本书中，对医生礼貌（不礼貌）策略的选择就可以通过关键词、标签、节点或其他特定的查询条件来筛选和提取对应的转录内容。完成这些工作后，再对处理好的数据进行存储和管理，将转写的语料保存并备份，充分确保数据的安全性和可持续管理。转写的语料秉承真实还原和准确标注的原则，为医患会话研究提供了坚实的基础。

第四节　语料分析

本节将主要从医生和患者的两个视角入手，探索医生使用多样性和标准化的言语策略从患者那里获取了什么信息；患者采取何种言语策略参与自我病情的讨论和决策；双方如何处理和应对接收的话语信息，如何决定采纳、适应或拒绝哪些话语信息；以及在这个过程中重复出现的言语策略是否塑造了他们的会话身份，这一身份在何种程度上影响了双方的交际与关系走向。

为解决上述问题，笔者对选取的医患语料进行了目标词频统计，如医学专业词汇、称谓语、否定词等，通过统计数据发现了医患会话中几种情境性身份的分布规律与言语特点，了解了双方在对话中的情绪变化，从而更好地理解了他们的态度和情感状态。在语料分析的基础上，笔者进一步分析了医生和患者在会话中的言语策略。在与患者交流时，医生都会根据对患者的初步判断选择合适的言语策略与之沟通，因此对医生话轮的分析能够明确医生在这一过程中建构了何种情境性身份。在传递信息的过程中，医生既会使用专业术语，也会以简单易懂的方式向患者解释医学概念，这取决于医生以何种情境性身份参与医患会话。医生话语的表达方式，包括如何提问，如何解释病情，话语的重复、停顿、打断，都会影响医患会话的进程。从患者的角度来看，其建构的身份也是具有任务指向性的情境性身份，一些患者可能会更加直接和坦诚地表达他们的需求，而另一些患者可能会更加含蓄或担心自己的问题被忽视，因此在调动会话中的言语策略上也会有所差异。笔者分析了医生和患者之间的互动方式，包括回应方式、回应速度、倾听和提问的能力等，因为这些因素都会对医患关系和治疗效果产生影响。

在对医生与患者在会话中建构的情境性身份进行分析后，通过观察他们的言语策略，可以了解医生和患者是如何塑造和维持这些身份的。例如，医生可能会通过陈述和使用专业知识来建立权威和信任，而患者可能会通过分享个人经历和提出问题来突出自己的需求和关切。通过上述分析过程，能够对医患会话中的言语策略和双方身份建构有深入的理解，这些对改进医患沟通的质量并最终提升治疗效果和患者满意度有一定的参考价值。

第五章　医患互动中身份建构的动态过程

第一节　医生建构的主要身份类别及功能

医生在医患会话中建构了多种身份，其中包括专家、顾问、伙伴和教育家。这些身份在不同情境下发挥不同的功能，有助于建立良好的医患关系，提供有效的医疗服务，并有助于患者的健康管理。本章将介绍医生不同会话身份的理论依据，通过对典型医患会话片段的分析来展示医生建构的四种会话身份，并总结其相应的言语策略。

一、医生专家身份的建构及表现

医患沟通和专家身份是医疗领域中不可或缺的两个方面，对于提供优质医疗服务、改善患者治疗效果以及增强医生的专业形象都具有重要作用。良好的医患沟通直接关系到患者的满意度和治疗效果。同时，医生的专家身份也是医患沟通的基础和支撑，它涵盖了医生的专业知识、技能和声誉等。

首先，医患沟通在医疗过程中起着关键作用。有美国学者在其研究（Heritage，2006）中指出，医患沟通是医疗实践中的核心活动，它涉及医生与患者之间的交流和理解。良好的医患沟通可以增强患者的参与感和治疗依从性。一项发表于《柳叶刀》杂志的研究表明，良好的医患沟通与患者满意度和治疗效果之间存在显著正相关关系（Kaplan，2010）。通过有效的沟通，医生能够与患者建立良好的关系，增进患者对医生的信任，这有助于患者更积极地配合治疗，减少对医疗决策的疑虑。良好的医患沟通不仅仅是信息的传递，更涉及情感支持和共同决策。有美国学者（Makoul，Clayman，2006）在其研究中强调了医患沟通中的情感支持和共同决策对于患者满意度和治疗效果的重要性。他们认为，医生应该关注患者的情感需求，提供情感支持和同理心，以改善患者的心理健康和治疗效果。同时，医患双方应该进行共同决策，尊重患者的意愿和价值观，使其成为治疗过程的合作伙伴。这种共同决策模式被认为可以提高患者的满意度和治疗依从性。

其次，专家身份对医生的职业发展和医疗服务的质量提升具有重要影响。医生的专家身份建构需要建立在扎实的专业知识和技能之上。医生应通过不断学习和持续的专业发展，不断更新自己的医学知识，并掌握最新的诊断和治疗技术。通过建构专家身份，医生可以在临床实践中展现出高水平的专业能力和临床判断，这有助于增进患者对医生的信任，并增强医生的职业声誉。专家身份还能推动医生参与医学研究和学术交流，促进医学进步和知识分享，提高整个医疗行业的水平和质量。一位澳大利亚学者在其研究（Westbrook，2010）中强调了医生的专家身份在医疗过程中的重要性。她指出，医生的专家身份不仅是患者对医生信任的基础，也是医生在治疗过程中作出决策和提供专业建议的依据。医生的专业能力和专家形象可对患者的治疗选择和决策产生重要影响。医生的专家身份能够提高医生的职业声誉，增强患者对医生的信任。

最后，医生的专家身份也为医患沟通提供了基础。当医生展示出专业能力和专家形象时，患者更愿意与其进行沟通，并更倾向于接受他们的建议和治疗方案。为了提高医患沟通和专家身份的重要性，学术界和医疗机构应该采取一系列措施，如医学院和医疗机构应重视培养医生的沟通技巧和专业形象，通过教育和培训帮助医生建立良好的沟通和专家身份。有澳大利亚学者（Kurtz，2006）在其研究中提出了一种基于模拟的医患沟通培训方法，该方法模拟真实的医患场景，帮助医生学习如何进行有效的沟通。此外，医疗机构还可以建立反馈机制，定期评估医患沟通和医生的专家身份。

另外，学术界和医疗机构可以借鉴患者满意度调查和反馈系统，评估医生的沟通效果和专家身份建构，以不断改进和提高医疗服务的质量。医疗机构可以建立医患沟通评估工具，通过评估医患沟通的质量和效果，为医生提供有针对性的反馈和培训。此外，医疗机构还应该鼓励医生参与学术研究和学术交流，提高医生的专家形象和学术声誉。

在医患沟通中，医生使用不同的言语策略来传达医学信息，建立良好的医患关系，并提升治疗效果。以下是几位学者对医生言语策略的研究和观点的综合分析：根据美国学者（Bosk，1980）的研究，信息传达策略在医患沟通中起着重要作用。医生使用专业术语和清晰的语言向患者传达医学信息，确保患者准确理解和接受所提供的信息。此外，美国心理学家（Roter，1977）的研究表明，医生的语言技巧对患者满意度和治疗效果有显著影响。因此，医生在信息传达策略中应选择恰当的术语和表达方式，确保信息准确传达。鼓励性策略是医生在医患沟通中常用的言语策略之一。医生使用鼓励性的语言表达对患者的支持和信任，激发患者的自信心和动力。根据英国医学社会学家（Maguire，1999）的研究，医生的鼓励性语言可以提高患者的积极情绪和治疗依从性。因此，在鼓励性策略中，医生应积极表达对患者的支持，并鼓励患者积极面对治疗和康复过程中的困难。同理心策略在医患沟通中起着重要作用。医生可使用同理心策略来建立与患者的情感共鸣和理解。根据一位美国社会学家的研究（Becker，1964），医生的同理心态度可以提高患者的满意度和治疗效果。因此，医生应倾听患者的感受，表达对患者的关注和理解，以建立信任和良好的医患关系。教育策略是医生在医患沟通中常用的言语策略之一。医生使用教育策略向患者传授医学知识，提高患者的健康意识和自我管理能力。根据美国社会学家（Rider，2001）的研究，医生的教育策略对患者的自我管理和治疗依从性具有积极影响。因此，医生应使用易懂的语言解释医学概念，并提供实用的健康建议，以帮助患者更好地管理自己的身体。患者参与策略是医生在医患沟通中重要的言语策略之一。医生与患者共同讨论治疗选项，尊重患者的价值观和偏好，共同确定治疗计划。根据美国心理学家（Roter，1977）的研究，患者参与决策可以提高治疗的合理性和依从性。因此，医生应积极倾听患者的意见和需求，与患者共同确定治疗计划，以提高患者对治疗的接受度和参与度。

上述这些言语策略得到了多位学者的研究支持（Bosk，1980；Becker，1964；Rider，2001；Roter，1977；Maguire，1999），他们为深入理解医生言语策略在医患沟通中的重要性提供了有益的见解。综上所述，医患沟通和专家身份在医疗领域较为重要。通过良好的医患沟通，医生能够与患者建立良好的关系，提供个性化的医疗护理，并鼓励患者参与治疗。专家身份能够提高医生的职业声誉和医疗服务的质量，增进患者对医生的信任。

（一）医生对专业术语的使用

医生言语策略和对专业术语的使用之间的关系对于医学沟通的效果至关重要。医生言语策略是医生在与患者交流时采取的特定策略，旨在建立有效的沟通和提供清晰的医疗信息。专业术语是医学领域中特定的术语，用于描述疾病、诊断、治疗的过程和其他相关医学概念（见图 5-1）。下面将对医生言语策略与对专业术语的使用之间的关系进行分析。

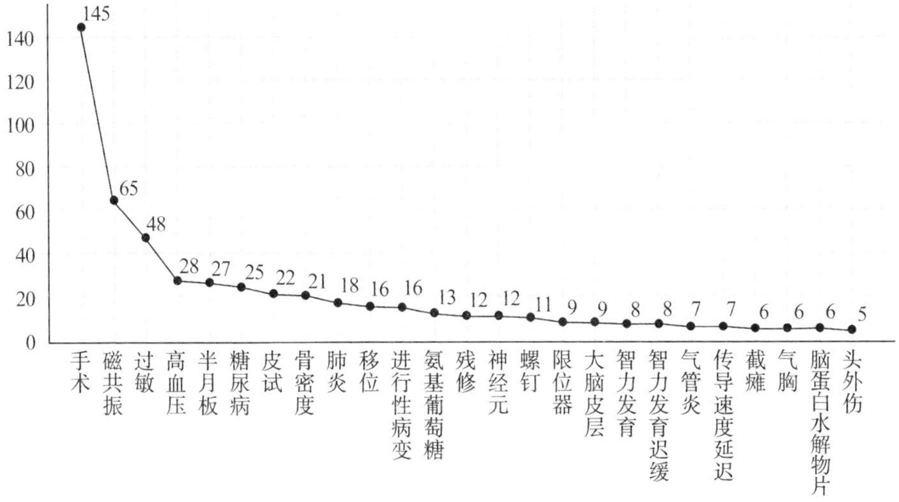

图 5-1　部分医学专业术语的索引频次

首先，使用医学术语可以提高患者的理解和参与度。医生言语策略的一个关键目标是确保患者能够理解医学信息，并积极参与医疗决策。专业词汇的使用在一定程度上是不可避免的，因为它们是准确描述疾病和治疗的标准术语。然而，医生需要适当地解释这些专业词汇，以确保患者对其含义的理解。医生可以使用简单、明了的语言解释专业词汇，提供实际的例子或使用图示来帮助患者理解。通过此类言语策略，医生可以使患者更容易理解相关信息并参与医疗决策。

【例 5-1】

42PM：她都是侧坐。

43D：她不是，她一样。

44PM：一样，也是弯曲是吧？

45D：她坐的过程中整个骨盆都受力。

46PM：对对对。那就别坐了。

47D：你倚着床坐倒可以，但完全坐起来是不允许的，是吧，我们跟你说的这个是根据。

48PM：我就怕她坐早了，再起反作用。

49D：练是可以，但是你坐不行。你去拍个片我看看什么样了。行，你做个 CT 看看吧！

50PM：是的是的，行。

（注："D"表示医生，"PM"表示患者家属，数字表示话轮）

其次，医生在治疗过程中使用专业术语可以促进与患者的有效沟通，医生言语策略的另一个关键目标就是建立有效的沟通。医生使用专业词汇可以确保准确和精确地传达医学信息。然而，过度使用专业术语可能导致患者难以理解。医生需要根据患者的知识背景和理解能力，选择合适的专业术语，并使用适当的言语策略进行解释和澄清。医生可以使用非技术性的语言解释术语，避免使用过多的缩写词，并尽量使用生动、易懂的语言表达医学概念。通过这种方式，医生可以与患者有效沟通，确保医学信息被患者正确理解。

【例 5-2】

27D：很可能只留下一点儿，那这样你大拇指的功能性就会很差。你要是能接受这个事实，你就去交费我给你做就行了。需要截不少，你这个正好是斜性骨片。你这个叉是斜的。

28P：我的意思是你尽量能留多少留多少。

29D：怎么想的？

30PM：你尽量留长。他这个关节之前能留着吗？

31D：不好说。你这个地方正好斜着面，关节那地方。很可能我截得比较多，和你预想的不一样。

32PM：你的建议就是现在还不确定能留多少？

33D：怎么想的？

34PM：那你说挤掉的那一块怎么办？

35D：两个方案。第一个方案呢，你要是有条件最好往上走。你如果说这一块儿肉不活了吧，它可以做皮瓣。皮瓣就是说转一块儿皮过来，能保留你手指的长度。你明白我的意思吧？

36PM：哦，明白了。

（注："D"表示医生，"P"表示患者，"PM"表示患者家属，数字表示话轮）

医生在与患者交流时使用专业术语可以确保信息的准确性。专业术语是医学领域标准化的术语，具有明确的定义和含义。医生使用专业术语可以消除患者的疑惑心理，并确保准确传达重要的医学信息。然而，医生需要注意患者是否能正确理解这些专业术语的含义。医生可以通过简要解释、提供实例或使用可视化工具来帮助患者理解专业术语。通过这种方法，医生可以维持信息的准确性，同时加深患者对医学概念的理解。

【例 5-3】

109PM：唉，人家都是左右宽，我们这个是前后的。

110D：这个叫舟状颅哈。

111PM：舟状颅？

112D：对。他这属于颅骨发育异常。

113PM：[颅骨发育异常？]

114D：对。

（注："D"表示医生，"PM"表示患者家属，数字表示话轮）

医生使用医学术语需要考虑患者的情感需求。医生言语策略与专业术语的使用之间的关系还应涉及患者的情感需求。医学领域常常涉及复杂和敏感的话题，患者可能会经历情感困扰或焦虑。对此，医生可以关怀、温和的语气，与患者亲切沟通。同时，医生在使用专业术语时，应注意避免使用过于冷漠或技术性的语言，以减轻患者的压力和焦虑。医生可以通过倾听患者的问题和疑虑，使用共情的语言表达对患者的关心和支持。

【例 5-4】

1D：这个是怎么了？

2PM：手割破了。

3D：我看着没到肌肉层，还想缝吗？不缝也行。

4PM：你看着给他包一下，固定一下就行。

5D：得打破伤风哈。

6PM：打[破伤风]，行。

（注："D"表示医生，"PM"表示患者家属，数字表示话轮）

最后，医生在医患会话中使用医学术语可以促进建立信任关系和良好的医患关系。医生言语策略和对专业术语的使用对于建立信任和良好的医患关系至关重要。医生的表达方式和对专业术语的选择可以影响患者对医生的信任度。医生应避免使用复杂、冷漠或难以理解的专业术语，以免让患者感到被隔离或不被重视。相反，医生可以使用通俗易懂的语言和简明扼要的表达方式来建立与患者之间的信任和共鸣。通过使用适当的言语策略和专业术语，医生可以改善医患关系，使患者更有信心并参与到医疗过程中。

【例 5-5】

82D：疗程针不是什么地方都能打。第一，她是一个非感染的（患者）；第二，她这个疗程期每天都得打，是吧，小儿疗程针不是哪儿都能打的。

83PM：从那里锻炼两回之后就不用锻炼了？

84D：从那里锻炼之后每天给她做抚触，过 10 天之后还得来复诊。复诊以后再确定下一个周期该怎么治哈。39 天是吧，多少天来？41 天纠正。41 天，实际上是 69 天哈。69 天纠正 41 天。拿着这个单子去哈，去找主任。你现在要是有车你今天就可以去哈。

85PM：她这 10 天以后是连打针都算着还是？

86D：加上打针的话是 20 天再来。从现在打针是 7 天吧，过 10 天不就是 17 天吗？到时候再来复诊就行了哈。

87PM：谢谢啊。

88PM：总算找到明白人了。

（注："D"表示医生，"PM"表示患者家属，数字表示话轮）

综上所述，医生言语策略与对专业术语的使用之间存在密切相关，对于医患沟通的质量和效果起着重要作用。医生应根据患者的背景知识、理解能力和情感需求，选择适当的言语策略和专业术语，以确保患者理解和参与，并建立良好的医患关系，这将对医疗过程的顺利进行产生积极影响。

（二）专业术语的使用分析

英国应用语言学家克瑞斯（Creese，2010）的研究关注医生在沟通中使用专业术语的功能和效果。在其著作《专业身份和语言使用：医学研究中的语言交际》中，克瑞斯指出，医生使用专业术语不仅传递了专业知识，还体现了他们的专业身份和权威性。通过使用特定的词汇和术语，医生能够在患者面前展现自己的专业知识，并赢得患者的信任和尊重。美国文化人类学家安德森-里维特（Anderson-Levitt，2005）的研究聚焦于医学教育中的专业身份建构。在其研究论文《医学教育中的文化批判性研究：专业身份和语言使用的文化构建》中，安德森-里维特指出，医学教育中的专业术语在培养医生的专业身份方面起到关键作用。通过学习和使用专业术语，医学生能够融入医学领域的文化并被视为专家。这些术语不仅是知识的象征，也是专业身份的标志。加拿大历史学家康拉德（Conrad，2012）的研究涉及医学历史和专业身份的构建，她在著作《专业化与医学：加拿大医学协会和医生的历史》中探讨了医生在建构专业身份过程中使用专业术语的重要性。她指出，医学术语不仅是医学知识的核心，也是医生专业身份的一部分。通过使用这些术语，医生能够与同行和专业群体建立认同，巩固自己作为专家的地位。

医生使用专业术语在建构专家身份中发挥着多重作用。首先，术语的使用使医生能够传达复杂的医学概念和信息，确保沟通和理解的准确。这种专业知识的展示增加了医生的权威性，使得患者更倾向于相信医生的建议和治疗方案。其次，专业术语在医学界起着增强认同感和归属感的作用。医生通过使用特定的术语，与其他医生和专业人员建立共同的语言和文化，进一步巩固自己作为专家的地位。最后，专业术语还为医生提供了一种精确和规范的语言工具，有助于准确记录和传递患者的病历及治疗信息。

综上所述，医生使用专业术语在建构专家身份中发挥着关键作用。专业术语不仅能够传递医学知识，还体现了医生的专业身份和权威性。通过使用这些术语，医生能够在患者面前展现自己的专业知识，增强专家形象，并建立起患者对其的信任和尊重。此外，术语的使用还有助于医生在医学界获得认同感和归属感。因此，医生应熟练运用专业术语，以有效地与患者进行沟通和建构自己的专家身份。

医生在与患者交流时运用医学专业术语能够巩固他们作为专家的身份认同，并表明其深厚的专业知识和技能。对专业术语的运用有助于凸显医生的专业形象，赢得患者对其专业素养的信任和尊重。此外，通过使用专业术语，医生能够明确自己在医疗团队中的角色，并彰显其作为医学专家的权威性。

英国学者布朗(Brown，2011)在研究论文《医学生使用专业词汇的学习与身份建构》中分析了医学生在学习和使用专业词汇时如何构建和巩固专业身份，她指出，医学生的词汇使用与其身份认同紧密相关。通过掌握和正确运用专业词汇，医学生不仅展示了对医学知识的理解，还表达了对医学专业的归属感。这种对专业词汇的使用与身份建构相互促进，有助于医学生在医学领域确立自己作为专家的地位。英国学者巴登(Barton，2007)的研究论文《专业身份建构中的语言使用：医学学生的案例研究》探讨了医学生在专业身份建构过程中如何使用专业术语。他发现，医学生通过学习和使用专业术语来融入医学文化，构建自己作为专家的身份。专业术语不仅传达了医学知识，还与医学生的归属感和认同感有关，对医学生的身份建构至关重要。美国学者科西嘉(Gorsuch，2014)在她的研究中关注了医生在与患者沟通中使用专业术语的影响。她在《医生沟通中的专业词汇使用：对患者参与和满意度的影响》一文中指出，医生使用专业术语可能导致患者的理解和参与度下降。医生在与患者交流时应注意使用易于理解的语言，以提高患者的参与度和满意度。加拿大学者库尔特(Coulter，2005)的研究探讨了医生在医学会议和专业交流中使用专业术语的作用。她在《医生专业词汇使用的社会实践：医学会议的分析》一文中指出，医生在会议上使用专业术语是为了与同行交流，传递复杂的医学概念和知识。这种专业术语的使用不仅彰显了医生作为专家的身份，还促进了医学领域的知识交流和学术发展。澳大利亚学者拉伯特(Rapport,2004)的研究论文《专业身份、语言使用和卫生专业化》探讨了医生在卫生专业化过程中使用专业术语的作用。她指出，医生通过使用专业术语来塑造自己的专业身份，与其他医学专业人员建立共同的语言和文化。这种专业术语的使用有助于医生在卫生领域确立自己的专家地位，同时也为准确记录和传递医疗信息提供了重要的工具。

综上所述，医生在与患者交流时运用医学专业术语具有重要的身份建构作用。医生通过使用专业术语展示其深厚的专业知识和技能，巩固自己作为专家的身份。这种对专业术语的运用有助于塑造医生的专业形象，建立起患者对其专业素养的信任和尊重。有研究表明，医学生通过学习和正确运用专业术语来建构和巩固自己的专业身份，进而确立其在医学领域中作为专家的地位。然而，医生在使用专业术语时需适度，避免过度复杂或晦涩，以确保患者能够理解，并促进有效的双向沟通。此外，医生还应根据患者的教育背景和知识水平灵活调整语言，以确保信息的准确传达，维持良好的沟通。综上所述，医生的专业术语使用在专家身份建构中起着重要的作用，既能够增强医生的专业形象，又能够促进有效的医患沟通和信任关系的建立。

二、医生顾问身份的建构及表现

顾问是对在特定领域拥有专家级知识，并为特定目标客户提供专业建议和服务的人士的总称。顾问可以涉及各种领域，如商业、法律、医疗、金融、科技、人力资源等。被任命为顾问的人应该具备相应的教育准备水平和专业经验，以胜任该角色(Woodward,2005)。顾问的角色可能包括诊断问题、提供解决方案、指导决策、支持实施变革等。顾问的服务通常是针对特定的客户需求，因此他们需要深入了解客户的情况和目标，以便提供量身定制的建议。

在护理角色和实践水平的区分框架中(Daly,Carnwell,2003)，顾问被描述为被咨询专业建议的人，因为他们拥有特殊的知识或技能，并认为顾问的头衔明确表示他们是该领域的专家。有学者(Levenson,Saffel,2007)梳理了疗养院顾问药剂师和医生的角色和关系，在研究佐证的量表中，清楚地记录着传达诊断和治疗的风险信息，负担评估都是医生开具处方的基础，在这个过程中要向患者说明其当前的问题和风险，个体的症状、需求、能力、缺陷、并发症等。还有学者(Peräkylä,1997)通过聚类分析的方法深入分析了医疗咨询中不同医疗任务的完成方式，特别关注了医生如何向患者传达诊断信息的方式(直接事实性断言和证据建构模式)，并研究了患者对不同诊断方式的回应。结果表明，医生运用直接事实性断言(straight factual assertion)的方式,会直接陈述诊断患者的病情,将其呈现为对客观检查结果的直接描述。使用这种方式传达诊断信息的时候,医生通常没有提供详细的医疗推理或解释,且这种诊断会被视为不容置疑的。这种方式暗示了医生的权威性,患者在回应时通常会简单地表示接受,不会产生较多的讨论或提问,在这个过程中会削弱医生和患者的共识性。而证据构建模式(evidence formulating pattern)则有所不同,医生在提供诊断信息之前,会描述特定的观察结果或现象,并将这些描述作为诊断结论的证据。这种方式的目的是通过提供更多的医疗推理和证据,使患者能够理解并参与到医疗决策中。患者在回应时可能会更详细地提出或讨论问题,表现出对医疗推理的兴趣。这种方式促进了医生与患者之间更平等的交流,患者可以提出疑问,讲述患病经历,表达自己的担忧,提高了患者的治疗参与感。

有学者(Anderson,Zimmerman,1993)在探讨慢性疾病管理背景下的医患关系时,记录了医生和患者对他们的关系的看法。他们研究发现,积极的医患关系与更好的患者病症处理结果相关。患者对积极的医患关系的看法可促进医生对这种关系的看法。他们建议检查医生对医患关系的看法,旨在促进医生与患者间有更好的医患关系。共享决策应当确保医疗保健提供者和患者的充分参与,有学者(Gulbrandsen,2016)在对患者参与共享决策的研究中讨论了医疗保健中"共享决策"的概念,以及它如何帮助患者恢复自主能力。这一概念强调了医疗保健提供者和患者之间有效沟通的重要性,以及有效的沟通如何促进双方作出更好的决策和改善患者的健康结果。医务工作者和患者实施共同决策时也会面临一些挑战,例如患者的不确定性、脆弱状态和缺乏选择权,以及许多医疗决策的重要程度,使共同决策具有更深层次的存在意义。医生要更多地关注患者的情感和医患关系,同时还需要管理患者认知负荷的问题。在这个过程中,医务人员要起到一定的指导作用。共同决策是一种有价值的医疗保健方法,可以帮助患者作出明智的决定,唤醒患者的自主意识,但共享决策的实施仍然需要医疗保健提供者给予全面的考虑。如果患者已经在被给予的选择中挣扎,对决策责任的模糊可能很容易导致决策的推迟。在整个问诊过程中,一般是围绕患者的疾病来对话,患者和医生共同决策的过程是以尊重双方为基础展开的,并由医生根据患者个人因素和当时情况进行调整。医生应当更多地关注与患者共同决策的程度和质量,对会话中涉及的情感和关系策略予以重视。

医生在建构顾问的会话身份时,可使用多种言语策略来满足和支持患者的健康需求。在下面的例子中,医生对患者的提问给予了细致的解答,并鼓励患者在后续的康复过程中积极锻炼,引导其养成健康的生活习惯。

【例 5-6】

65P：药一直不能停是吧？

66D：药不是主要的，主要是靠你练了。没事儿绷腿，练练肌肉。你这样，这不动，收缩，哎，对，就这样练。可以把腿上绑个沙袋，让肌肉力量加强。

67P：那个走路多有影响吗？

68D：少走呗。我们都要求拄拐杖。你把你的功能争取在一个半月之内练到120度。两个月之后去掉你就和正常人一样。

69P：嗯。

70D：是吧，一般观察两到三个月。[是吧，]就可以了，一般如果这个时间长的话，它老是错位，这个软骨不就磨坏了吗？

71P：嗯。

72D：所以这样就建议你修复韧带。如果再来看感觉很稳定，走路没有那种来回挫的感觉，那要不就继续保守(治疗)行吧？

73P：嗯。

74PW：现在就是在家里就得练。

(注："D"表示医生，"P"表示患者，"PW"表示患者妻子，数字表示话轮)

通过较长一段时间的沟通，例 5-6 中的医患会话已进入治疗说明的阶段，患者在第 65 话轮询问医生先前开具的药物服用时限，医生在第 66 话轮给予纠正，告知患者训练才是康复的主要途径，药物只是起辅助作用，并以简单的沙袋训练举例说明，让患者对康复运动有了更加直观的感受，在第 67 话轮患者又提出了自己的担忧，医生在第 68 话轮给出建议，明确患者当前状态应当以拐杖辅助自身完成日常的运动，并继续鼓励患者积极锻炼，待功能恢复后就可以正常生活。在接下来的话轮中，医生又向患者进行了更加细致的病情解释，患者及其妻子在第 73 话轮和第 74 话轮与医生达成了共识。

【例 5-7】

41D：当然就是说的。有没有其他办法来治疗呢？如果你这个疼得厉害了。弯得那么厉害，我们要给你拍片子，给你测量看看你这个腿到底弯在哪里。你这种往往就是小腿它就弯了。小腿不正常。

42PW：小腿不直。

43D：对。[小腿不正常，][小腿不正常]要出现症状了。刚才说的是初级治疗。这样就别做手术，是吧？如果后期越来越厉害，那就得做手术了。一个是做那种畸形矫正，你适合做这种手术。什么意思呢？这个人腿弯着，你看是吧？做个手术把骨头打上个缝，把骨头给你摆正。

44PW：哦，那个就直了。

45D：[摆正了]以后呢[那个就直了]，是吧？这种是针对什么呢？是针对你这种先天性的畸形。就是你年轻的时候就这样了，这就是先天性的。

46P：我这个矫正了它就不弯了吗？不会再回去？

47D：正了它就不弯了。

48P：[正了它就不弯了。]

（注："D"表示医生，"P"表示患者，"PW"表示患者妻子，数字表示话轮）

在例5-7的医患会话中，医生基于对患者综合情况的考虑为其提供了初期的保守治疗方案，但仍然为患者提供了手术治疗的方案选择，并在第41话轮告知患者可以选择拍片以便对病情有更加全面的了解，同时给出自己的预测。在随后的第43话轮，医生使用了医学名词来描述患者的病情和治疗选项，如"初级治疗"和"畸形矫正"，并对矫正过程进行了简单解释，这有利于患者及其妻子更加直观地了解他们所面临的情况。面对患者提出的问题，医生在第45话轮解答了患者关于治疗方法和效果的疑问，解释了手术的可能性以及手术正是针对患者的先天性骨骼畸形而开展的。治疗选择的个性化，即根据患者的具体情况和先天性畸形来制定治疗方案，能够让患者一方感受到他们的症状受到了专业人士的关注。医生在整个会话中谈到治疗时提到了两种选择——初级治疗和手术，同时解释了每种选择的条件和效果。这样做可以让患者及其妻子共同参与决策过程，对会话后续的开展也有积极的推动作用。医生为患者提供治疗方案，鼓励患者参与讨论，建构了专业的顾问身份，使患者及其妻子能够更好地理解他们的状况，并作出患者能够接受的治疗选择。

【例5-8】

1P：医生，这个检查结果怎么样呀？

2D：你这个补充叶酸和维生素就可以了。你来月经的时候肚子疼吗？

3P：有一点儿。你看我这个检查呢？

4D：你这个乙肝的抗体不多。

5P：还需要打吗？

6D：应该要打，你这个小于十，才八点几。小于十就得打了。

7P：哦。那我这个加强还得打三针。

8D：哎对。

（注："D"表示医生，"P"表示患者，数字表示话轮）

在例 5-8 中，患者询问医生检查结果，医生在第 2 话轮告知患者后续的用药情况，但患者仍想知道检查结果的细节，于是在第 3 话轮继续询问，医生在第 4 话轮回复患者，道出患者的乙肝抗体水平较低，但是没有在此处展开解释，患者再次询问后医生才对具体的数值进行讲解。对于治疗方案，医生以“应该”来给患者提供建议，增强了双方对话的协商性，在以专业知识与患者讨论病情的同时，医生也尊重了患者的参与，指导患者在明确自己的诊断结果后采取适当的措施来维护自身的健康。医生在确认患者对治疗建议的理解时采用了有效的沟通技巧，建构了积极的顾问身份。

【例 5-9】

39P：嗯好。那要不要外用一点儿药呀？热敷什么的？

40D：暂时不需要。因为你要是热敷的话会加重局部的水肿啊！

41P：那我现在有什么需要注意的吗？我要揉么？

42D：不要揉。早期的话，就是两天之内的话都不要揉。一开始我们冷敷的话，就是你冷敷它周围的血管都有收缩。它出的血少，到后期再热敷，把它吸收掉。你要是热敷的话，相当于把血管给膨胀了。

43P：那你说我有没有可能骨折了？

44D：也有可能，但是骨科的事儿它没有什么急症。但是如果说你怀孕的话，你拍完片子，那不就很尴尬了吗，是吧？

45P：是的。

46D：如果骨科，如果要是说我出现了腿的麻木，大小便和平时不一样了，那肯定是比较严重的了。但现在看你比较轻的话，我觉得还是分清轻重缓急好吧？

47P：嗯好，谢谢啊！

（注：“D”表示医生，“P”表示患者，数字表示话轮）

在例 5-9 中，孕期的特殊处境，导致该患者的治疗诊断与普通患者有所不同，患者和医生在交流中都更加谨慎。患者在第 39 话轮询问医生是否需要外用药物或热敷来处理她的伤势。医生在第 40 话轮回复，解释了不需要外用药物和热敷的原因，强调热敷可能会加重水肿，引起患者的重视，同时这种解释也有助于患者理解治疗建议背后的原理。患者在第 41 话轮进一步询问有没有其他需要注意的事项，医生在第 42 话轮告诉患者不要揉搓受伤部位，特别是在早期。医生解释了冷敷和热敷的不同效果，并为患者提供了如何处理受伤部位的指导。会话过程中患者不断抛出自己的疑问，医生都一一解答，并充分考虑到患者的特殊情况，为了胎儿的安全考虑，解释了拍 X 光片对怀孕的影响。医生建议患者分清轻重缓急，正确评估病情的紧急性，患者表示理解，医生补充解释了如果伤情严重可能出现的骨科症状，患者在第47话轮结束问询，表达对医生的感谢。在这个对话中，医生以清晰的语言向患者提供了治疗建议，说明了注意事项，同时考虑到患者可能怀孕的情况，强调了治疗的轻重缓急。这有助于患者更好地理解自己的情况，以便作出明智的决策。

医生建构顾问身份时的言语策略及作用如表5-1所示。

表5-1　医生建构顾问身份时的言语策略及作用

言语策略	作用
直接回答问题	提供给患者明确的答案，满足其对诊断和治疗的需求
解释治疗建议	帮助患者理解给出前述治疗建议的原因，增加患者对医生的信任
提供关于伤情的建议	向患者提供如何处理受伤的指导，帮助患者采取适当的行动
强调注意事项	提醒患者不要做特定的动作或用药，以避免加重病情或并发症
考虑患者特殊情况	考虑患者的个人情况（如怀孕），提供个性化的建议和注意事项
强调轻重缓急	帮助患者正确评估病情的紧急性，引导其采取适当的措施
确认患者的理解	确保患者理解治疗建议，并鼓励其提问和参与决策过程

通过对以上案例的分析，可以发现医生在建构会话中的顾问身份时，根据患者的实际情况使用了不同的言语策略。这些言语策略共同帮助医生建立了顾问身份，有效地与患者沟通，提供了清晰的诊断和治疗建议，并考虑到患者的个人情况和需求。这有助于患者与医生之间建立信任关系，促进患者的健康管理和治疗进程。

在医患会话中，医生建构顾问的身份是为了更有针对性地向患者传递信息。医生以患者为中心，弱化了自己的核心作用，这种协同将对话引到可协商的双方合作的方向上来，增加患者的自主权，从而为患者提供更好的护理。医生的顾问身份能够满足会话中患者的期望。要想实现以患者为主导和以患者为中心的服务，需要对医患会话中双方的会话身份及其建构目的有不同的理解。医生建构顾问身份需要洞察患者的实际需求，分析患者的检查结果或病历，以便更容易地制定后续的治疗方案。因此，医生在建构教育者和伙伴两个会话身份时也是如此，都应充分考虑到患者参与会话的积极性，提高双方会话的协商性。医生建构的顾问身份可为患者带来实质性的帮助。他们的指导和经验为患者理解病情和选择治疗提供了方向性的建议，从而协助患者作出更明智的决策，并取得更好的治疗效果。

三、医生伙伴身份的建构及表现

伙伴被定义为“分享的人”，是与另一个人联系在一起的人。伙伴通常指的是共同工作、生活或参与特定活动的人们之间的关系，它是人与人之间友好、亲密、信赖的关系。伙伴关系存在于工作、生活、商业等范畴的人际交互中，伙伴关系的发展建立在互相理解、信任和尊重的基础上，伙伴之间通常彼此合作、支持、协助，追求共同的目标或享受共同的爱好。良好的沟通和协调也是维持伙伴关系的重要因素。

对伙伴这一身份的研究存在于语言学、社会学、教育学和心理学等多学科的独立或交互的学术领域。在语言学中，伙伴身份（communal identity）是指在社群或特定语言社会中，个体通过共享相同的语言、语言风格、用词、语音特点或社会语言习惯，形成一种共同的身份认同感。伙伴身份是社会语言学的一个重要概念，强调了语言在社会中的作用，以及语言与身份认同之间的紧密联系。在社会学中，伙伴关系被用于研究人际关系、社交网络、合作与互动等方面，由此探讨伙伴关系在社会结构和社会组织中的作用。在教育学中，伙伴学习（peer learning）是一个重要主题，涉及学生之间共同学习、合作和互助的过程，发现伙伴学习对学习成果和学习体验的影响。在心理学中，伙伴关系涉及亲密关系、友谊和社交支持，对个体的心理健康和幸福感有一定的影响。在组织学和管理学中，伙伴关系与团队合作、协作和领导力相关，伙伴关系对组织绩效和员工满意度有一定的影响。伙伴身份是人与人交往过程中产生的话语身份，在不同的会话中联系着不同类型的人际关系。伙伴关系的形成、维持和解决问题的方式涉及复杂的社会语言学现象和交际策略。

在交往中，伙伴身份的形成往往是一个相互认同的过程。人们通过语言交流表达自己的社会背景、价值观、文化特征，以及对他人的共鸣和认同，从而增进交流的效果和意义。伙伴身份可影响人际会话的互动模式，这种语言交流不仅是信息传递的手段，也是建立情感联系、建构共同社会认知的重要途径。例如，在同一个地区或文化群体中，使用特定的方言或特有的词汇可以彰显共同身份，并加强社群之间的凝聚力。在亲密伙伴关系中，可能存在更多的非言语沟通和隐含意义的交流；而在事务性会话中，交流可能更加直接和具备目标导向。

伙伴身份与人际互动密不可分，它在语言学和交际学的研究中具有重要地位。在人际会话中，伙伴身份涉及交流双方之间的身份认同和关系建构。人们倾向于采用与其伙伴身份相匹配的交际策略，以维护关系和确保交流的顺利进行。伙伴身份对语用理解有着重要的影响，如交流双方对彼此的语用意图和隐含含义更敏感,能够更好地理解对方的言外之意。在伙伴身份的维持方面,人们常常使用特定的交际策略来保持与他人的和谐互动,从而避免双方的会话陷入窘境。在人际互动中,双方或一方希望建立伙伴关系,会话的协商性将明显增强。通过维护积极的语言交际,巩固彼此之间的友谊、合作关系和共同体验,可促进良好的人际关系的形成。然而,伙伴关系中也可能会出现问题和冲突,此时适应语境的有效沟通和语言技巧是确保伙伴身份稳固的关键因素。适当的语言选择和交际技能可以帮助处理冲突,缓解紧张局势,并促进双方的理解与妥协。伙伴身份塑造着交流双方的交际模式、话语认同、语言风格和交际策略,是人际会话中不可忽视的因素。

医生建构伙伴的身份参与医患会话,意味着医生与患者间的交流是在平等的基础上展开的,患者期望与医生建立一种关怀的、人性化的关系,进而患者被鼓励更加积极地参与对话,以获得令人满意的治疗效果。在医患会话中,医生在充当伙伴的同时,患者也会由医生的话轮引导以谈话的模式与医生交流,医患之间的信息更加对称。会话中没有医疗家长式的作风,更多的是平等与合作,医生在与患者沟通时采取的策略是协商且开放的。

有学者(Shutzberg,2021)总结了三种不同类型的医患关系——家长制、合作制、消费主义,同时提出了第四种假设:医生与患者都没有任何重要的权利。德贝尔(Deber,2005)在前人对患者角色转变研究的基础上进行了扩展研究,调查了来自加拿大安大略省四个临床人群的门诊患者,询问他们在问诊时对潜在身份(患者、客户、顾客、消费者、合作伙伴和幸存者)的看法,结果显示"患者"是大多数患者的首选标签。除了认可"患者"这一基础身份,在微观层面上人们也会以自己的实际情况选择其他身份参与治疗选择。有学者(Catal,2014)以自传体记忆和叙事的方法探讨了患者与医生的沟通,特别是这种微妙关系中的每一方对对方的要求,患者与医生都是讲述者。还有学者(Magnezietal,2015)同样就患者问诊时与医生的关系(患者、朋友、伙伴、客户、消费者或被保险人)进行了调查,对 2135 户具有代表性的家庭进行了电话问卷调查,结果显示人们更倾向于选择非商业性质的关系(患者、朋友、伙伴),选择这类关系的人对他们的护理过程有更大的信心。医生将患者当作伙伴进行对话,强调医患之间的合作和共同决策,对于医患会话的推进和双方关系的联系有着深远的影响。医生以伙伴的身份参与对话能够更好地理解患者的需求。这种倾听和尊重患者意见的态度,增强了患者在医疗决策中的主动性和参与感,让患者感受到医生对他们的关切和关注。

在医患会话的推进方面,这种合作模式有效地促进了信息交流的畅通。患者更倾向于主动分享症状、病史以及生活方式等信息,这些信息能够帮助医生作出更全面、更准确的诊断和制定个性化治疗方案。同时，医生也能够更清晰地向患者解释医学知识和治疗方案，使患者更容易理解和接受治疗建议。

合作和共同决策是医生与患者交流时提升医疗质量的基础，患者问诊时良好的依从性能够提升医患会话的效率，通过医患双方共同讨论并制定治疗方案，患者更有可能遵循医生的建议并积极参与治疗过程，从而增加治疗成功的概率，并减少不必要的医疗风险。将患者当作伙伴的医生也能更好地了解患者的心理状态和情绪需求。在医疗过程中，患者常常面临着各种情绪困扰，如焦虑、恐惧和无助等。医生的倾听和理解能够为患者提供心理上的支持，减轻患者的负担，促进康复。

【例 5-10】

100D：来，小朋友，看这是什么？小黄人。[小黄人]看见了吗？[看见了吗？]要不要呀？[要不要？]给妈妈玩一玩。[给妈妈，给妈妈。]他在家里有没有这种情绪不好的情况？就是他自己也说不出来自己怎么了，还是只有在这儿才这样的？

101PM：他有的时候也这样，就[这样]，哼哼哼哼哼。

102D：你[要]吗？我们来量一量头。[量一量头。]

患儿伸手抓玩具。

（注："D"表示医生，"PM"表示患儿家属，数字表示话轮）

面对孩子或老年人时，医生以伙伴的身份进行沟通是恰当且有效的。然而，由于孩子和老年人在年龄和心理上与成年人有所不同，故医生需要采取与普通患者不同的言语策略和技巧。在例 5-10 中，医生面对的患者是孩子，医生将患儿当作伙伴，这种伙伴式的沟通方法能够有效地建立医患信任关系，并使孩子在医疗环境中感到更加安全和放松。当医生了解患儿的病症后，需要患儿合作测量头围，由于患儿对医院的环境十分敏感，故医生没有直接要求患儿和患儿母亲配合测量，而是尝试营造一个友好、轻松的氛围，让孩子感到安心和舒适。医生以友善的态度引导患儿去看玩具，以玩具来转移孩子的注意力，希望通过玩具对孩子的吸引力减轻患儿的紧张情绪，使其保持一个稳定的状态配合测量。同时，在医生的话轮中可以发现，医生并没有使用复杂的专业词汇，而是以简单明了的词或短句与患儿对话，引导患儿参与交流。同时，医生重复词语和短句，如"小黄人""看见了吗？""要不要？""给妈妈"，将患儿的目光吸引到玩具和日常的指令上来。重复性的表达有利于患儿理解和配合医疗操作，增强了患儿的主动性和参与感。患儿母亲的陪伴也起到了积极作用，患儿母亲的回答和举例能够帮助医生更好地判断患儿的情况。

在第 102 话轮，医生再次重复询问患儿，当患儿接过玩具后，医生有机会进行下一步的操作。在此会话片段中，医生以伙伴的身份与患儿对话，且面对的是低龄患儿，医生通过近似玩耍的模式与患儿建立情感联结，促进了患儿的合作与参与。在与年龄稍大一些的青少年对话时，医生则引导他们讲述，给予更多的尊重和倾听，如例 5-11 所示。

【例 5-11】

9D：怎么了？［怎么］磕的小伙子？

10P：就走路的时候地上都是冰，我擦着边儿走，一下子摔倒了，然后去校医务室，他说让我去医院看看。

11D：哪里疼你给我说。

12P：这里。

（注："D"表示医生，"P"表示患者，数字表示话轮）

在这段对话中，患者为青少年，由于已经具备流畅的表达能力，故医生在询问病情时直接与患者进行对话。医生在第 9 话轮询问患者的情况，并重复强调对患者伤情的关注，鼓励患者表达自己的看法。患者在第 10 话轮回复了医生的询问，向医生讲述了事件发生的经过，在患者陈述时，医生没有打断或直接作出判断，而是给予患者足够的说话时间，在患者讲述之后继续询问患者的具体伤情。在与患者沟通时，医生选择了适当的称谓"小伙子"以拉近双方的距离，话语更具亲和力，患者的紧张情绪也会得到缓解。

面对不同年龄段的儿童或青少年，医生为保障双方沟通的顺畅，会以伙伴身份参与会话，这样既能尊重患者的感受，同时又能展现出对患者的关心和关注。通过这种伙伴式的沟通方式，医生为会话赋予了很大的协商性，促进了患者的参与和配合，为后续医疗工作打下了良好的基础。在与老年人的对话中，医生在会话的全流程都应保持极大的耐心，言语策略的选择也有所差异。部分老年患者可能会存在听力受损和理解力衰退等问题，医生需要给予患者充足的时间来理解和表达，在解释时辅以视觉工具帮助其直观地理解病情；同时，对于记忆力衰退的老年人，医生需要重复重要的信息，保证患者真正理解治疗计划和注意事项。

【例 5-12】

13D：现在怎么样呀？老太太您给我说，［怎么］不好？

14P：疼。

15D：还是疼？

16P：嗯。

17D：噢，疼轻点儿了。其他地方有什么不舒服吗？

18P：就是这个地方疼。

19D：噢，背身对我老太太。[背着对我。]哎。这边疼吗？

20P：这边不疼。

（注："D"表示医生，"P"表示患者，数字表示话轮）

在例 5-12 中，患者由于身体疼痛无法向医生陈述病情，故医生以关怀性的询问方式与患者对话，经过先前与患者家属的交流，医生知道患者的肾部出现了问题，在通过第 15 话轮的简洁询问后得到患者的肯定回复。医生在第 17 话轮对患者的其他病症进行排查，随后医生向患者发出简单的指令，希望更加审慎地判断患者的情况。在整个交流过程中，医生使用简洁明了的语言，没有冗长的话语和复杂的医学名词，医生这种简洁的询问方式充分考虑到患者的身体情况，伙伴式的询问和关心不会增加患者的心理负担，由此提高了患者的就诊效率，快速准确地确定病情，从而让患者更快地获得妥善的治疗。

【例 5-13】

74D：就像你的牙坏了给你修修补牙一样。

75P：哎就死了，换去呗。

76D：死还早嘞。唉，还得换。现在老龄化，你得活到九十九了。

77P：唉[，活到九十九]。

78D：四十四年。

79P：活到这么大，还了得了。

80D：[四十四年，]你再受不了了，在这种情况呢，就是说还是想办法别让它磨厉害了，是吧？

81P：嗯。

（注："D"表示医生，"P"表示患者，数字表示话轮）

例 5-13 中的患者深受骨性关节炎的困扰，但还未到需要手术治疗的地步，医生在前面的谈话中为患者介绍了日常生活中的一些注意事项，并尝试通过举例子让患者了解病症加重的治疗方法。但患者以自己的年龄和先验的预测，在第 75 话轮表达了自己的消极想法，医生没有认同患者的想法，而是试图以"老龄化"来提升患者对未来的信心。患者在第 77 话轮重复了医生的话，是对医生回答的思考。医生在第 78 话轮给出了更加精准的数字，这能够让患者对治疗有更加清晰的认知，患者的情绪也有所改变。医生在第 80 话轮再次重复期限，并告诉患者在保守治疗期间如果出现最坏的情况应当如何做。患者在医生详细的解释和沟通后，对诊断和后续的治疗方法表示认同。在这个过程中，医生伙伴式的沟通没有对患者敷衍应答或忽略患者的情绪起伏，而是充分关照了患者的自尊，并从患者的角度为其解惑，患者在这样的会话环境中也会配合医生积极治疗。

在医患会话中，患者在不同程度上会有一定的紧张情绪，而医生在会话中适时地转变会话身份能够在一定程度上保证会话的顺利进行。在医生建构伙伴身份时，患者就是医生的一面镜子，与谁成为伙伴就要相应地转换会话的思路。患者的动态流动性造成了患者从年龄到文化水平再到经济实力的不同，差异越大，医生在沟通时调动的话语资源也越多样。灵活调整沟通风格，促进医患双方的信任和理解，可以更好地帮助患者理解病情，共同制定治疗方案，并提供最佳的医疗关怀。常见的一点就是举例说明，如以简单的生活常识举例说明一些复杂的医学术语和症状，这一点也出现在医生建构教育者身份上，而医生和患者的差异越小，医生建构伙伴身份就越轻松。

医生将患者当作伙伴对话，强调医患之间的合作和共同决策，这对于医患会话的推进和双方关系的联系有着积极的影响。参与式的医患会话可以提高患者的治疗依从性，当患者感觉到自己是会话中平等的一员而不是被动的接受者时，他们更有可能遵循医生的建议和治疗计划。同时，患者作为参与者，能够提供更多关于自己身体状况和症状的信息，准确的医疗信息有助于医生作出更准确的诊断和治疗计划。医生与患者进行开放的对话，一方面提高了患者对医生的建议和治疗方案的满意度，另一方面可以帮助患者更好地理解自己的病情和治疗选择，从而提高患者的医疗知识水平。医生与患者一起讨论治疗选项和风险，能够作出更符合患者需求的治疗选择，双方建立互信关系，后续患者将更具目标导向性，积极配合治疗并采取必要的生活方式改变。这种模式不仅有助于改善医疗质量，还能够提高患者的满意度和信任度，建立更加和谐的医患关系。

四、医生教育者身份的建构及表现

医生作为教育者的身份在医患关系中具有重要意义。除了提供诊断和治疗，医生还承担着向患者传递医学知识和教育的责任。医生作为教育者不仅有助于患者的健康管理和自我决策，还促进了患者与医生之间的合作和信任。

有学者(Havelock，1963)指出，医生在向患者提供医学知识和信息时，应关注患者的学习需求和个人背景，采用适应性的教育方法。他认为，医生的教育者角色不仅是传递知识，更是激发患者的兴趣和学习动机，以促进患者的积极参与和自我管理能力的培养。也有学者(Green，1988)认为，医生作为教育者应该采取有效的教育技巧和策略，能够向患者传递医学知识，培养患者的健康素养和自我决策能力。他提倡医学教育的改革，使医生在专业培训中接受更多的教育学和沟通技巧的训练，以更好地履行教育者的角色。还有学者(Epmtein，1999)将医生作为教育者并与“mindful practice”(正念练习)相联系。他认为，医生应当具备关注力和敏感的觉知能力，以培养患者的自我觉察和自我管理能力。医生的教育者角色应该包括提供信息、建立信任关系、解释选择并鼓励患者参与决策，以实现个性化的医疗护理。伊贝(Irby，2007)讨论了医生作为教育者在提高临床推理能力方面的作用。她认为，医生应该通过教育和指导帮助患者发展临床推理技能，包括问题解决、病例分析和证据评估能力。医生的教育者角色应该着重培养患者的批判思维、自主学习和反思能力，以促进治疗过程有效进行。还有学者(Howe，2010)指出，医生应当向患者提供相关的医学知识和信息，以便患者能够理解和参与医疗决策。医生的教育者角色应该注重共享决策的过程，包括讨论选项、评估风险和益处，并尊重患者的价值观和意愿，以实现更加个性化和有效的医疗护理。

这几位学者的观点强调了医生作为教育者的重要性，包括关注患者的学习需求，采用适应性的教育方法，以及培养患者的积极参与和自我管理能力。他们还强调了医生作为教育者在培养患者时自我觉察、临床推理和共享决策能力方面的重要性。

(一)患者询问阶段

患者询问阶段是医患沟通中的重要环节，医生在这个阶段需要回答患者的问题并提供信息，以满足患者的需求和帮助他们理解疾病及治疗方案。有学者(Dyche，Swiderski，2005)认为，患者询问阶段可以被视为沟通和信息交流的过程，医生需要聆听患者的问题和关切，并给出适当的回应，这种沟通方式有助于建立信任和共同决策的基础，使患者更加满意和理解治疗方案。医生需要根据患者的背景和需求，以及疾病的复杂程度，决定如何传达信息和解释治疗方案。还有学者(Street，Makoul，2002)认为，医生应该使用清晰、简单明了的语言，避免使用专业术语和复杂的医学知识，这有助于患者更好地理解诊断、治疗选项和预后等关键信息。

在医患沟通中，医生还可以利用不同的沟通技巧来帮助患者理解和记忆信息。例如，使用图表、图像和可视化工具可以帮助患者更好地理解解剖结构、病理过程和治疗原理。使用可视化工具可以提高患者对信息的记忆和理解程度。此外，在患者询问阶段，医生还需要展示耐心和关怀，倾听患者的问题，并回答他们的疑虑，这有助于建立良好的医患关系，提高患者的满意度和治疗依从性。在患者询问阶段，医生的目标是以易于理解和亲近的方式回答患者的问题，使患者对其疾病和治疗方案有更清晰的理解。这需要医生使用适当的语言和解释，避免使用过多专业术语。医生可以使用简单的语言和具体的例子,将抽象的概念转化为更具体、生动和易于理解的形式。这样的解释方式有助于患者更好地理解和记忆信息。

在回答患者的问题时,医生还应该考虑患者的个人背景和需求,包括患者的健康状况、文化背景、语言能力和教育水平等因素。有学者(Street,Epmtein,2015)认为,医生应该采用个性化的沟通策略,以适应不同患者的需求。例如,对于一位不熟悉医学术语的患者,医生可以使用通俗的语言和比喻来解释复杂的概念。此外,在患者询问阶段,医生还可以运用提问和激发思考的技巧来促进患者的参与和学习。医生可以向患者提出启发性问题,鼓励他们思考和表达对疾病和治疗的看法。有学者(Lown,Rodriguez,2010)认为,通过引导性问题和案例,医生可以帮助患者建立对自身健康的认知,提高他们的积极参与和自主管理能力。

在患者询问阶段的最后,医生需要提供具体的指导和建议。医生可以强调患者需要采取的特定行动步骤,如药物的正确使用、饮食和运动的调整等,并提供相关指导。有学者(Levinson,Lesser,Epmtein,2012)认为,医生应该向患者明确传达期望和治疗计划,并在必要时提供书面材料或信息资源,以便患者进行回顾和深入了解。

综上所述,患者询问阶段在医患沟通中起着关键作用。医生应该使用易于理解的语言,避免使用过多的专业术语,以解答患者的疑问,并提供个性化的信息和建议。通过提问和激发思考的技巧,医生可以促进患者的参与和学习。最后,医生应该提供具体的指导和建议,帮助患者理解和采取必要的行动步骤。

【例 5-14】

110D:这个叫舟状颅哈。

111PM:舟状颅?

112D:对,他这属于颅骨发育异常

113PM:颅骨发育异常?

114D:对。

115PM:那他哥哥头比他还大,那他怎么说话早呢?

116D:这个不是非得跟他的说话相关。你这个孩子也不是单纯的语言发育迟缓。

(注:“D”表示医生,“PM”表示患儿母亲,数字表示话轮)

在例 5-14 中,医生在第 110 话轮提出了“舟状颅”这个词,患儿母亲在第 111 话轮询问医生关于舟状颅和颅骨发育异常的问题。医生在第 114 话轮对此进行了确认,并进一步解释颅骨发育异常。患儿母亲在此基础上提到了孩子的哥哥头部比患儿大，并询问患儿为什么说话早。医生在第116话轮回答说，孩子的说话能力与这个问题并没有直接相关性，并指出孩子的病情不仅仅是简单的语言发育迟缓。

从例5-14的对话中可以看出，患儿母亲试图理解孩子的病情，并提出了疑问。医生则对她的问题进行了回答，并尝试解释孩子的病情不仅仅是一个方面的问题。医生通过回答患儿母亲的问题和解释相关信息，帮助患儿母亲更好地理解孩子的病情。医生的回答还暗示病情可能更为复杂，需要进一步讨论和诊断。

【例5-15】

4D：滑囊炎。

5P：啊？这个一按里面就像有个小疙瘩。

6D：哎，是的。这地方长了滑囊这么一个东西。打个彩超看看。就是滑囊，应该是干活儿比较多，来回干活儿。

7P：噢，我这个就是来回干活儿弄得。

8D：嗯对，也有关系。打个彩超看看。

9PM：她以为她骨头碎了，也是不疼不痒的。

10D：里面是水。然后呢，你这一个是外伤，再有里面出血。再一个你这个活动比较多，慢慢地磨损，形成一个滑囊，这里有一个包。

11P：哦。

（注："D"表示医生，"P"表示患者，"PM"表示患者家属，数字表示话轮）

从上述对话中可以看出，患者对滑囊炎的概念和症状感到困惑，并试图通过描述感觉和工作情况来理解问题的原因。医生则对患者的问题进行了回答，并解释了滑囊炎的原因和形成过程。医生的回答帮助患者理解了滑囊炎是活动频繁导致滑囊内出血和慢性磨损而形成的。在整个对话中，医生一直以教育者的身份，通过回答患者的问题和解释相关信息，帮助患者更好地理解自己的病情。

（二）患者不理解治疗方案阶段

患者不理解治疗方案阶段是医患沟通中的一个关键阶段，医生在这个阶段需要考虑患者的健康状况、文化背景、语言能力和教育水平等因素，以通俗易懂的方式对患者进行讲解，帮助他们理解治疗方案。有学者（Beach，Rosner，Cooper，et al.，2002）认为，医生应该采取个性化的教育策略，根据患者的需求和偏好，将复杂的医学信息转化为患者易于理解的语言和例子。

在患者不理解治疗方案阶段，医生可以使用一些教育工具和技巧来帮助患者理解和参与治疗决策。共享决策模式可以帮助医生与患者共同探讨治疗方案，促进患者的参与和理解。在这种模式下，医生可以与患者一起讨论治疗选项、利弊和个人偏好，以便患者能够更好地理解治疗方案，并参与到决策过程中。在个性化的讲解中，医生可以使用具体的例子来说明治疗方案的效果和可能的不良反应。塔恩等（Tarn，Heritage，Paterniti，2013）等认为，通过使用案例和具体的例子，医生可以帮助患者更好地理解治疗的风险和效益。医生可以使用简单的语言和生动的例子，将抽象的概念转化为更具体和实际的形式。医生还需要与患者建立良好的沟通和信任关系。有学者（Thompmon，2011）认为，医生应该展示耐心和关怀，鼓励患者提问和表达疑虑。医生的倾听技巧和情感支持能够增强患者的参与感和治疗依从性。医生可以运用引导性建议和启发式提问的技巧，促使患者思考和参与治疗决策。还有学者（Schillinger，Bindman，Wang，et al.，2013）提出，医生可以使用启发式提问来激发患者的思考和参与。这些提问可以涉及患者的个人价值观、优先事项和目标，以便医生能够更好地理解患者的需求，并将治疗方案与其个人情况相匹配。

在向患者解释治疗方案时，医生可以使用可视化工具和图表，帮助患者更好地理解和记忆信息。使用图表和可视化工具可以加强患者对医学信息的理解和记忆。医生可以使用简单的图表和图像来展示治疗方案的步骤、时间轴和预期结果，以便患者更清晰地理解治疗的过程和效果。同时，医生需要考虑患者的个人偏好和文化背景，尊重和理解患者的文化差异，以便更好地传达治疗方案。医生可以采用跨文化沟通的策略，如使用直观的比喻、尊重患者的意见和信仰，并与翻译人员合作，确保有效的沟通和信息传递。在此阶段，医生还应重视对患者的教育和提供相关资源。有学者（Barello，Graffigna，Vegni，2017）认为，医生可以提供书面材料、在线资源或支持组织的信息，以便患者在治疗方案的理解和决策过程中回顾和进一步学习。这些资源可以作为患者教育的补充，帮助患者更好地理解治疗方案和作出决策。

综上所述，医生应该采取个性化的教育策略，以通俗易懂的语言和具体的例子，帮助患者理解治疗方案。共享决策模式可以促进医生与患者的共同决策和讨论。医生的耐心倾听和情感支持能够建立良好的医患关系，增强患者的治疗依从性。医生可通过启发性提问和引导性建议激发患者的思考和参与。使用图表和可视化工具可以帮助患者更好地理解治疗方案。考虑患者的个人偏好、文化背景和提供相关资源都是促进患者对治疗方案的理解和参与的重要因素。

【例 5-16】

35D：怎么想的？

36PM：那你说截掉哪一块？

37D：两个方案。第一个方案呢，你要是有条件最好往上走。你如果说这一块儿肉不活了吧，它可以做皮瓣。皮瓣就是说转一块皮过来，能保留你手指的长度。你明白我的意思吧？

38PM：上边（省立医院）也是这么说的。

39D：这就是第一件事情，那第二件事情呢，手指头我给你截掉就没有了，因为是大拇指，功能最重要。你要是小手指头这个样我绝对给你残修，我不会给你谈保的事儿。我直接给你截掉了。因为小拇指，咱的小指的功能不是那么重要。大拇指的功能占手的50%。就是说这一个手指头断了，相当于断了另外四个手指头。这四个手指头的功能还不如这一个大拇指。你可能觉得我给你截是很简单，我给你截完全没有问题。你交上费我就给你截了。但是截了你得理解这个事，可能比较短，你的功能达不到，如果截到这种程度，因为你这个大拇指的功能是对掌捏东西。

40P：截不了那么多吧！

41D：截是截不了那么多，但是截完肯定会觉得比较短。有很大的情况是都保留不了这个关节了。

42PM：就尽你最大努力保吧！

（注："D"表示医生，"P"表示患者，"PM"表示患者家属，数字表示话轮）

从上面的对话案例中可以看出，患者对治疗方案存在困惑，并询问了具体的操作部位。医生则提供了两个治疗方案，并解释了大拇指的重要性和可能的后果。医生试图通过对比和解释来帮助患者理解两个方案的不同，并强调大拇指的重要性。患者家属表达了希望医生尽最大努力保留手指的意愿。整个对话显示了医生作为教育者的角色，试图向患者解释和讨论不同治疗方案的可能性和后果。医生尽力向患者及其家属传达信息，以帮助他们作出决策。

【例 5-17】

8PM：你看这个怎么治疗呀？是哪样最好呀，医生？

9D：没有最好的。就是平时这老太太身体怎么样？有没有高血压、心脏病呀？

10PM：高血压还有点儿。

11D：其他的（病）这老太太还有吗？生活能自理吗？

12PM：旁的也没有什么，平时能自理。

13D：我给你说哈，老太太反正就两个方案。伤了多少天了？

14PM：嗯，有四五天了吧！

15D：反正两个方案，一个方案是开刀做手术。

16PM：嗯。

17D：另一个方案是保守治疗。开刀做手术呢，这个有风险，老太太八十多了，明白我的意思吧？但是呢，客观地说呢，手术本身不复杂。对于我们这些大夫来说，它一点也不复杂。但是咱分给谁做，给多大岁数的人做。如果说这个患者三四十、四五十岁，身体很好，没有高血压，没有七老八十，那么直接手术。老太太呢？胯摔断了。这是右边，这是左边。老年人吧，骨头和我们年轻人不一样。我们年轻人骨头都很硬，知道吧，如果骨头松的话，这个骨质疏松，正好这个地方处于拐角的地方，很容易骨折。哎，这种骨折呢有两个方案。一个方案呢，是开刀做手术。另一个方案呢就是保守治疗。但是开刀做手术和保守治疗都有各自的风险。你要开刀做手术，有好处。前提是能耐手术。如果说不能耐手术（这就很危险了），给她打上钉子让骨头慢慢长，固定起来也方便。知道我意思吧？但是开刀做手术这个风险，谁也不知道。

18PM：这是实际情况。

（注："D"表示医生，"PM"表示患者家属，数字表示话轮）

从例 5-17 的对话中可以看出，患者家属对选择哪一种治疗方案存在困惑，并向医生寻求建议。医生通过询问患者的身体状况和讨论两个方案的风险来解释和澄清问题。医生试图以一种直白的方式向患者家属传达信息，并强调年龄和健康状况对治疗方案的影响。医生作为医患对话中的教育者，给出两种治疗方案并解释和讨论了各自的利弊，以帮助患者家属更好地理解病因并作出治疗选择。

（三）医生给出引导性建议阶段

医生给出引导性建议阶段是医患沟通中的一个重要环节，医生在这个阶段需要使用启发性提问和案例来引导患者思考和参与。这种引导性的沟通方式有助于患者的学习和自主管理能力的提高。医生通过让患者主动参与和思考，可以促进他们对疾病的原因、治疗方法和预防措施的理解。

启发性提问可以帮助患者更深入地思考自己的价值观、目标和优先事项，从而更好地理解治疗方案并作出决策。医生可以提出与患者个人情况相关的问题，以引导他们思考治疗的利益和风险，并根据患者的回答提供进一步的指导和建议。除了启发性提问，医生还可以使用案例和具体的例子来帮助患者理解治疗方案和采取行动。案例可以使患者更具体地理解治疗方案的效果和可能的结果。医生可以使用真实或虚构的案例，展示不同的治疗选项及其影响，帮助患者更好地理解并作出决策。医生还应该强调患者需要采取的特定行动步骤。医生应该明确传达期望和行动计划，以便患者能够清楚知道需要采取的具体措施。医生可以提供书面指南、示范视频或其他相关材料，以帮助患者理解和实施治疗方案。除此之外，医生的引导和建议应该与患者的需求和情境相匹配。医生应该尊重患者的价值观和偏好，并与他们合作制定个性化的治疗方案。这种共同决策的过程可以提升患者的参与感和满意度，提高患者的治疗依从性。

在给出引导性建议时，医生可以使用启发性提问和案例来帮助患者更好地理解治疗方案并参与决策。启发性提问可以帮助患者明确自己的治疗偏好和关注点，并更好地与医生进行讨论和决策。医生可以根据患者的回答提供个性化的建议，并与患者一起探讨治疗方案的利弊和可能的结果。并且，医生还应该提供实际的行动步骤和相关指导。根据 2008 年的一项研究（Lorig，Sobel，Ritter，et al.，2008），医生可以帮助患者制订具体的行动计划，例如制定健康目标、设定提醒和应对潜在障碍。医生还可以提供相关的资源和支持，如推荐参与支持组织、提供教育材料或在线工具。同时，医生还应该注意患者的情绪和心理需求。根据 2016 年的一项研究（Arora，Epelbaum，et al.，2016），医生的情感支持和理解可以提高患者的参与度和治疗满意度。医生可以展示关怀和同情心，与患者共情并提供心理支持，帮助患者应对治疗中的挑战和困难。

综上所述，在医生给出引导性建议阶段，医生可以使用启发性提问和案例来激发患者的思考和参与。医生的引导和建议应该与患者个人情况和需求相匹配。强调患者需要采取特定行动步骤，并提供相关指导和建议，有助于患者理解和实施治疗方案。并且，医生应该与患者共同决策，并根据患者的需求和情境提供个性化的建议。启发性提问和案例可以帮助患者更好地理解治疗方案并参与决策，提供实际的行动步骤和相关指导，以及关怀和理解的情感支持，这些都是促进患者参与和治疗成功的重要因素。

【例 5-18】

63PM：她这是骨折还是没骨折？是老伤还是？

64D：我看着应该是老伤。

65PM：哦。

66D：但是呢，也可能有新的损伤。原来骨折的那个地方他又骨折了。你从这个片子上就看不大出来了。两个方案，一个方案呢就是吃点儿药，吃点儿止痛接骨的药。

67PM：吃云南白药了，吃了已经。

68D：在床上躺一段时间，然后让他自己慢慢恢复。

69PM：昨天前天都能下地了。

70D：第二个方案呢，你想做的话，就做个磁共振。做个磁共振可以做一种手术，就是往里面打水泥，把椎体撑起来。

71PM：哦，如果不撑的话会怎么样呢？

72D：不撑的话也就是躺着休息休息。

73PM：哦，躺着是吧？

74D：哎，躺一段时间。

75PM：行，要不就让她躺着去吧。

76D：你要是让她躺着这个片子就不用再拍了。我给你开点儿药。

77PM：行行。

（注："D"表示医生，"PM"表示患者家属，数字表示话轮）

从对话中可以看出，在患者家属不确定治疗方案的情况下，医生向她解释了两个不同的方案，并提供了指导和建议。医生通过描述不同的方案和可能的效果，帮助患者家属理解并作出决策。医生的建议包括药物治疗和床上休息，以及可能的手术选择。患者家属根据医生的建议和解释作出了决定，并接受了医生开的药物。作为教育者的医生，引导患者家属理解两个方案的优缺点，并提供具体的指导和建议，发挥了医患会话中教育者角色的优势。

患者的文化和语言差异可能会影响他们对医疗信息的接收和理解。因此，医生有责任确保他们使用的语言是通俗易懂的，同时也要考虑到患者的文化和教育背景。例如，对于某些文化背景的患者，直接讨论疾病和死亡可能是忌讳的，因此需要采用更为细致和变通的方式。

为增强患者的理解，可以利用图表、模型和其他可视化工具。这些工具可以帮助患者更直观地理解复杂的医疗过程和治疗方案。研究表明，视觉工具可以显著加深患者对医疗信息的记忆和理解。共享决策模式鼓励患者与医生共同参与决策过程，确保双方都对治疗方案有深入的了解和接受。通过结合启发性提问和实际案例，医生可以更有效地引导患者，确保他们理解治疗的利弊和潜在风险。而这种沟通策略的主要目标是确保患者对治疗方案有全面的了解，同时也要考虑他们的文化背景和个人偏好。这不仅有助于提高患者的满意度和依从性，还可以预防潜在的医疗纠纷。除了提供治疗方案的技术信息，医生还需要关心患者的情感和心理需求。医患关系不应该仅仅是技术性的，更应该是建立在互相信任和尊重的基础上的伙伴关系。为此，医生需要确保他们不仅传达技术信息，还需要为患者提供情感上的支持，确保他们在治疗过程中感到被关心和支持。

综上所述，医患沟通不仅是传达信息的过程，更是建立互信关系的过程。医生通过建构教育者的会话身份，能够以更加浅显易懂的语言让患者理解病情。通过深入理解患者的背景和需求，医生可以提供更为个性化和有效的医疗服务，确保最佳的治疗结果。

第二节　患者建构的主要身份类别及功能

患者在医患会话中建构了三种会话身份，分别为信息提供者、咨询者和决策者。不同的会话身份对推进医患会话的进程也有不同的作用。本节将介绍患者不同会话身份的理论依据，通过对典型医患会话片段的分析展示患者建构的三种会话身份，并解释其相应的言语策略。

一、患者信息提供者身份的建构及表现

在医患会话中，患者作为信息提供者是指患者在与医生交流的过程中，向医生提供关于自己健康状况、症状、病史和其他相关信息的角色。患者提供的这些信息对医生进行准确诊断、制定合适的治疗方案以及作出医疗决策至关重要。作为信息提供者，患者可能会向医生提供的信息包括以下内容。

(1)症状描述。患者会向医生详细地描述他们正在经历的症状，包括疼痛、不适、体征变化等，以便医生能够更好地理解问题的性质。

(2)病史。患者需要向医生提供过去的健康情况、已有的诊断、药物使用、手术历史等信息，这有助于医生了解患者的医疗背景。

(3)生活方式习惯。患者的生活方式习惯，如饮食、锻炼、吸烟、饮酒等，也对医生了解患者的整体健康状况具有重要意义。

(4)家族疾病史。患者的家族疾病史能够提供有关遗传风险的信息，这对于诊断和预防疾病都很有帮助。

(5)心理和情感状态。患者可能会分享自己的情绪、压力、焦虑等心理方面的问题，这有助于医生全面了解患者的健康状况。

患者作为信息提供者的角色不仅有助于医生作出正确的诊断和治疗决策，还能促进医患之间的有效沟通和合作。因此，患者应该尽可能提供准确、详细和真实的信息，以确保医生能够为他们提供最佳的医疗方案。

在语言学中，信息提供者是指在交流中主动提供信息、启动对话话题、传递新的信息或陈述事实的人。信息提供者在交流过程中通常负责引入新的话题、观点或内容，以便与其他人进行讨论、分享信息或交流想法。在对话或交流中，信息提

供者通常使用陈述句来传递信息，这在语言交流中起着引导对话、分享信息和启动讨论的重要作用。他们通过陈述事实、提出问题或分享见解，促使交流进一步发展和深化。而另一方则可能充当信息接收者的角色，对信息提供者所提供的信息进行理解、回应或进一步探讨。

（一）以患者为中心的护理和决策

在现代医疗实践中，以患者为中心的护理和共享决策模式正逐渐受到重视，这一模式强调患者在医疗决策中的积极参与。以患者为中心的护理不仅关注疾病的治疗，更关注患者的整体健康和生活质量。通过与医生合作，患者可以更好地了解自己的健康状况，了解治疗选项，并参与制定个性化的治疗方案。研究表明，以患者为中心的护理和共享决策模式可以带来多方面的益处。克尔斯（Kels，2008）强调了以患者为中心的护理模式的重要性，将患者的意愿、需求和价值观纳入医疗决策过程，以提高医疗质量和患者满意度。这种模式可以保障患者的自主权，提高患者的自我管理能力。患者参与决策过程，有助于他们理解不同治疗选项的优势和劣势，从而更好地权衡利弊，作出更为明智的决策。还有学者（Barry，Edgman-Levitan，2012）强调了共享决策在以患者为中心的护理模式中的重要性，强调医生和患者之间需要合作，共同制定治疗方案。这种模式可以提高患者的治疗依从性，患者在治疗方案的制定中发挥积极作用，更有可能遵循医嘱，从而提高治疗效果。

以患者为中心的护理也有助于改善患者的满意度和整体体验。有学者（Korsch，Gozzi，Francis，1968）探讨了医生与患者之间的交流隔阂，强调了有效的医患沟通对于患者满意度和治疗效果的重要性。如果患者在决策中听取意见和得到尊重，他们更有可能感到被重视和关心，从而强化医患的信任和合作。这种模式还可以减少不必要的医疗干预和测试，从而降低医疗费用，提高资源的利用率。以患者为中心的护理和共享决策模式赋予患者更多的主动权和参与度，强调医生和患者之间的合作关系。这种模式在改善患者的治疗效果、提高满意度和整体健康状况方面具有积极的影响。

（二）健康信息共享和患者授权

患者作为信息提供者，可以主动与医生共享自己的健康信息，从而促进更准确、全面的医疗决策。健康信息的共享涵盖了医疗历史、药物使用、症状描述等方面，这些信息对于医生准确判断患者的健康状况至关重要。患者授权是健康信息共享的关键环节。通过明确的授权，患者可以允许医疗保健提供者获取其医疗信息，从而使医生更好地了解病情和制定治疗方案。患者授权不仅有助于提高医疗质量和效果，还保障了患者的隐私和数据安全。在授权过程中，恰当的隐私保护措施和信息安全措施至关重要，以确保患者信息不被滥用或泄露。

研究显示，患者授权和健康信息共享对于医疗实践具有积极的影响。安德森等(Anderson，Rainey，2009) 研究探讨了“线上患者”的概念，研究了患者如何积极参与健康信息共享和在线交流。医生可以更准确地了解患者的病情和健康历史，从而作出更为精确的诊断。医生可以根据患者提供的信息制定个性化的治疗方案，更好地满足患者的需求和偏好。此外，患者授权还有助于提高医患之间的沟通和信任，促进更紧密的合作关系。

然而，健康信息共享和患者授权也面临一些挑战，其中之一是如何平衡信息共享和隐私保护之间的关系。有学者(Morrow，Chaulagai，Choulagai，2006)关注了资源匮乏环境下医疗机构以患者为中心的护理水平，提出了评估患者中心性的方法。医疗保健提供者需要制定明确的治疗流程，确保患者信息得到妥善处理和保护。还有学者(Shahin，Holzemer，Kemppainen，2008)探讨了艾滋病患者如何理解和解释与疾病相关的症状，以及他们在医患会话中的角色，通过合理的授权和信息共享，患者可以在医疗决策中发挥更大的作用，促进医患合作。

(三)线上患者和在线健康社区

随着信息技术的发展，线上患者逐渐成为患者作为信息提供者而扮演的重要角色。线上患者是指利用信息技术和互联网资源来管理自己健康的患者，而在线健康社区是提供、交流和支持健康信息的虚拟平台。这些新兴的工具为患者提供了更多参与医疗决策和信息共享的机会。

患者可以通过各种应用程序、健康设备和在线工具来跟踪自己的健康状况、收集数据并分享信息，这些数据和信息可以涵盖从体重和血压到睡眠质量和运动量等多个方面。有学者(Blandford，Furniss，2006)介绍了 DiCoT(dialogical design for IT，信息技术对话设计)方法，探讨了如何将对话框架应用于信息技术设计，包括线上患者和在线健康社区的设计。通过线上患者，患者可以更好地了解自己的身体状况，监测疾病进展，从而更有针对性地与医生讨论治疗方案。

除此之外，在线健康社区还为患者提供了一个交流和分享经验的平台。有学者(Bradford，Caffery，Smith，2014)系统研究了澳大利亚农村和偏远地区的远程医疗服务，重点关注如何在线上患者和健康社区中获得支持。在这些线上健康社区中，患者可以互相支持、分享治疗经验、提供实用建议，甚至在医患之间建立联系。这种虚拟社交环境可以帮助患者更好地理解自身的健康状况，获取实用信息，并在医疗决策中提供有价值的意见。

目前，线上患者和在线健康社区也面临一些潜在的挑战。首先，信息的准确性和可靠性是一个重要问题。有学者(Clauson,Polen,Boulos,et al.,2013)评估了维基百科中药物信息的范围、完整性和准确性,强调了患者在获取健康信息方面的重要性。患者数据可能不够准确,需要医生进行验证和解释。线上健康社区中的信息可能存在误导性,需要患者具备信息辨别能力。其次,一些患者可能由于数字鸿沟或技术障碍而无法充分利用这些工具。

总体而言,线上患者和在线健康社区为患者带来了新的机遇和挑战。这些工具可以帮助患者更好地获取支持和分享经验,但同时也需要患者和医生共同努力,确保信息的准确性和有效性。

(四)患者对医疗保健的看法

患者作为信息提供者不仅在医疗决策中发挥着重要作用,还在了解患者对医疗保健的看法和需求方面提供了宝贵的信息资源。有学者(Street,Makoul,Arora,et al.,2009)研究探讨了医生与患者之间的交流如何影响健康结果,强调了良好的沟通对治疗结果和患者满意度的重要性。研究患者的观点、经验和反馈数据可以帮助医疗保健提供者更好地理解患者的需求,从而改进医疗服务的质量和效果。患者对医疗保健的看法涵盖了多个方面,包括对医疗流程的满意度、对医生沟通技巧的评价、对治疗效果和不良反应的感受等。通过定期进行患者意见调查、满意度评估和焦点小组讨论,医疗保健提供者可以更深入地了解患者的需求和期望。还有学者(Brown,Boles,2010)介绍了如何进行以患者为中心的临床面谈,探究了医生如何聆听患者的声音和需求。研究显示,关注患者的看法可以带来多方面的益处,如有助于医生根据患者的反馈调整自己的沟通方式,更好地与患者交流,使患者能够更好地理解治疗方案;患者的反馈可以帮助医疗保健机构改进服务流程,提高医疗体验;患者的看法还可以提升医疗保健提供者与患者之间的互信关系,加强医患合作。也有学者(Gallagher,Kirkness,Zeitz,et al.,2011)研究了如何增强患者对医生和医疗团队的信任,强调了信任在医患关系中的重要性。

了解患者的看法也存在一些挑战。例如,患者的意见和需求可能因个体而异,因此需要综合多种信息进行分析。有些患者可能由于文化、社会、经济背景等因素而不愿意或难以表达自己的看法,因此需要医疗保健提供者采用多种方法来获取信息。通过了解患者的需求和期望,医疗保健机构可以更好地满足患者的需求,提高医疗服务的质量和效果。

(五)患者报告的不良事件

患者报告的不良事件是患者作为信息提供者的重要体现之一。患者在医疗过程中可能遇到各种不良事件,如药物反应、手术并发症等。患者对这些事件的报告可以帮助医疗保健机构及时发现问题、改进医疗实践，从而保证患者安全和医疗质量。

患者报告的不良事件可以填补医疗质量监控体系的空白。传统上，医疗保健机构主要依赖医生和护士的报告来监测不良事件，但这可能存在漏报或报告不准确的情况。患者作为直接经历者，可以提供独特的信息，帮助医疗保健机构更全面地了解发生的不良事件。

患者报告的不良事件不仅有助于改进医疗质量，还可以提升患者的安全感和信任度。患者知道他们的反馈被重视，会更有信心接受治疗。患者报告的不良事件还可以帮助医疗保健机构及时采取措施，有学者（Vogt，Elston-Lafata，Tolsma，2011）介绍了如何将研究成果应用于实际医疗实践中，探讨了引入快速反应系统以监测患者不良事件报告的效果，从而提高医疗安全保障。

患者报告的不良事件也存在一些挑战。例如，患者可能不了解哪些事件需要报告，因此需要医疗保健机构进行宣传和教育；患者报告的信息可能不够详细或准确，需要医疗专业人员对其进行验证和解释。一些患者可能担心报告会导致不良后果而选择不报告。有学者（Callen，Georgiou，Li，et al.，2011）研究了患者报告的医疗不良事件，特别关注错过的检查结果对住院患者安全的影响。通过鼓励患者主动报告不良事件，医疗保健机构可以及时发现问题、改进实践，提高医疗服务的质量和安全性。

（六）患者生成的健康数据

随着可穿戴设备、健康应用程序和其他数字工具的普及，患者生成的健康数据正在成为患者作为信息提供者的重要信息来源之一。有学者（Borycki，Black，Archer，2009）讨论了医疗保健信息技术的用户体验和可用性评估，强调患者生成的健康数据在医疗决策中的潜力。患者生成的健康数据包括患者使用这些数字工具产生的各种健康相关数据，如步数、心率、血压等。这些数据不仅可以帮助患者更好地了解自己的健康状况，还可以为医疗决策提供有价值的信息。

患者生成的健康数据对于医疗实践和研究具有广泛的应用。首先，患者生成的健康数据可以用于个性化的医疗治疗和健康管理。有学者（Kvedar，Fogel，Elenko，2016）讨论了数字医学如何应用于慢性病管理，重点关注了患者生成的健康数据在个性化治疗中的作用。医生可以根据患者的数据，制定更加精确的治疗方案，从而改善治疗效果。其次，患者生成的健康数据还可以用于疾病预防和早期检测。通过监测健康数据的变化，医生可以更早地发现潜在的健康问题，采取相应的措施。瑞伽（Riggare，2013）研究了患者如何在帕金森病治疗中应用 N-of-1 试验,并使用患者生成的健康数据来指导个体化治疗。

此外,隐私和安全问题也需要得到重视。患者生成的健康数据可能包含敏感信息,如个人身体状况和生活习惯。医疗保健机构需要确保数据的安全存储和传输,以保护患者的隐私。患者生成的健康数据为患者作为信息提供者带来了新的机遇和挑战。通过合理地利用患者生成的健康数据,医疗保健机构可以更好地实现个性化医疗,提高疾病预防和治疗效果。

【例 5-19】

35D:四环素过敏吗?

36P:哎,四环素过敏。

37D:其他还有什么过敏的吗?

38P:其他没有。那个药是很久之前用的。

38D:那先别吃饭,别喝水哈。

(注:"D"表示医生,"P"表示患者,数字表示话轮)

在例 5-19 中,患者在医患对话中明确地提供了关于过敏情况的信息。患者回答了医生关于过敏和药物情况的问题,为医生提供了重要的医疗背景信息。患者的信息对医生进行治疗决策和制定治疗方案具有重要指导意义。

【例 5-20】

40PM:看她走路走得还挺好,第二天走路走得还挺好。

41D:高血压几年了? 三十年了?

42PM:那都得差不多二十年了。

43D:听我跟你说哈,带着老太太……你的卡呢?

44PM:啊?

45D:拿着卡,拿着病例吧。

46PM:哦。

47D:出门左转,给老太太弄个平车推着。推着去。

48PM:哦。

49D:出门左转到影像科去拍片。拍完片拿回来给我看。

(注:"D"表示医生,"PM"表示患者家属,数字表示话轮)

在例 5-20 中,患者家属作为信息提供者,向医生描述了患者走路的情况。患者家属提供了关于患者身体状况的观察和反馈,帮助医生了解患者的运动能力。这有助于医生评估患者的健康状况,制定适当的治疗方案。

【例 5-21】

43D：平时身体都很好，是吧？

44PM：身体啊都很好。

45D：没有高血压、糖尿病、心脏病吧？

46PM：嗯，有点儿血压高，现在都已经很正常了。以前是有，现在一直不高。

（注："D"表示医生，"PM"表示患者家属，数字表示话轮）

患者家属在例 5-21 中向医生提供了患者的健康历史信息，包括患者是否有高血压、糖尿病和心脏病等。这种信息有助于医生了解患者的基本健康状况，为后续的诊断和治疗提供背景资料。

【例 5-22】

40D：哦，挂号了是吧？给你开一个证明。是挂了急诊外科吧？

41P：是的。这个疼痛也得有三年多了，之前疼是每到晚上就开始疼，歇一歇就好了。第二回疼，睡了一觉就好了。就是上一回疼是第二天才好的。这回是昨天下午开始疼，到现在就没好。

42D：原来痛觉不到腿是吧？

43P：我自己感觉又加重了。

44D：我说的是原来都不疼，都不到腿，就腰疼是吧？

45P：嗯，疼下来到腿也疼。

（注："D"表示医生，"P"表示患者，数字表示话轮）

患者在例 5-22 中向医生提供了关于疼痛的详细描述，包括疼痛的发作情况、持续时间和症状变化。患者提供了自己的症状感受，帮助医生更好地了解疼痛的性质和可能的原因。

【例 5-23】

1D：怎么了？

2P：就这个地方，之前我摔倒了，今天下班儿之后疼得越来越厉害了。

3D：这是什么东西？

4P：膏药。我婆婆让我贴一贴看看管用吗。就这个地方。

5D：有外伤吗？

6P：没有呢。

7D：不要贴这些乱七八糟的东西。

（注："D"表示医生，"P"表示患者，数字表示话轮）

患者在例5-23中向医生描述了之前的外伤情况，并提供了患处疼痛的位置和感觉。医生则根据患者的描述提出了问题，了解了外伤情况和疼痛症状的细节，以便给出合理的诊断和治疗建议。

【例5-24】

112P：是。这个不属于缺钙吧？

113D：不属于缺钙哈。

114P：他之前的医院不是说缺钙吗？吃了多少钙片儿，结果还疼。

115P：关键是它咯吱咯吱地响。

116D：是你这个腿疼是吧？

117D：哎，右腿。

118D：先拍个右腿的，行吧？同时拍个双下肢全长的给你量量，行吧？拍个片拿过来我再给你看看，行吧。

（注："D"表示医生，"P"表示患者，数字表示话轮）

患者在例5-24中对自己的症状进行了描述，包括疼痛的位置和性质。患者提到之前在其他医院被诊断为缺钙，但症状并未缓解。患者的描述为医生提供了了解症状发展和可能原因的线索，医生进一步提出了拍片检查的建议。

以上几个案例中的患者在医患对话中以不同的方式扮演了信息提供者的角色，他们通过提供自身的症状、医疗历史、观察和感受等信息，为医生进行诊断和治疗提供了重要的信息依据。这强调了患者在医疗过程中的积极作用，以及医患合作的重要性。

患者作为信息提供者在医患关系中扮演着重要角色，对医疗质量、效果和安全性产生了积极影响。通过以患者为中心的护理和共享决策模式，患者可以更积极地参与医疗决策，提升自主权和治疗依从性。健康信息共享和患者授权为医生提供了更准确的医疗信息，同时保障了患者的隐私和数据安全。线上患者和在线健康社区为患者提供了交流、支持和分享经验的平台，拓展了患者作为信息提供者的渠道。患者的看法和反馈可以帮助医疗保健提供者更好地理解患者的需求，改进医疗实践。患者报告的不良事件和患者生成的健康数据为医疗质量监控和个性化治疗提供了重要依据。

患者作为信息提供者的角色也面临着一些挑战，信息的准确性、隐私保护、数据安全等问题需要得到妥善解决。医疗保健机构需要采取适当的措施，鼓励患者积极参与信息共享和报告，同时保障患者的权益和隐私。未来，随着技术的不断发展和医疗模式的变革，患者作为信息提供者的作用将变得更加重要。医疗保健提供者需要不断创新，与患者合作，共同推动医疗服务的质量和医疗效果的提升。患者作为信息提供者在医疗领域具有重要作用，为提升医患关系和医疗质量带来了积极影响。通过不断探索和创新，可以进一步发挥患者作为信息提供者的潜力，实现更加个性化、有效的医疗保健。

二、患者咨询者身份的建构及表现

在一般情况下，“咨询者”（或者说“咨询客户”）是指寻求专业建议、意见或信息的个人或组织。这些个人或组织可能需要在特定领域或问题上获取帮助或指导，而咨询者则会寻求与专业咨询师、专家或机构进行沟通。

咨询者通常会向专业咨询者提出问题、疑虑或困惑，希望得到专业的解答、建议或指导。咨询服务可以涵盖多个领域，例如心理咨询、管理咨询、财务咨询、法律咨询等。在这个过程中，咨询者与咨询专家之间会进行交流和探讨问题，并试图找到解决问题或改进现状的方法。咨询者的目的可能因个人或组织的需要而异，但总体而言，他们寻求咨询是为了获得专业见解和建议，从而更好地应对挑战、解决问题，提高个人或组织的绩效和效率。

在医患对话中，患者的咨询者身份可以被定义为患者主动寻求专业医疗建议、意见或信息。作为咨询者，患者意识到自己有健康问题或需要帮助，并主动与医生或其他医疗专业人员进行交流和沟通，以解决问题或改善自己的状况。

社会建构主义强调个体在社会和文化背景下形成和理解身份。部分研究聚焦于患者在医患对话中的角色和身份认同的构建，认为患者的咨询者身份是与医疗环境和社会交互紧密相关的。社会建构主义理论有助于解释患者在医患对话中是如何受到社会和文化因素的影响，以及他们如何通过与医生、护士等医疗专业人员的互动来构建和调整自己的身份。一些学者强调患者参与模式在医患对话中的重要性，这些模式强调患者应主动参与医疗决策和治疗过程，与医生合作，共同制定治疗方案。这些研究强调患者的主动参与和医生在医患对话中应鼓励和支持患者的参与。

有学者研究了患者中心护理理论在医患对话中的应用，认为患者应是医疗过程的中心，医生和其他医疗专业人员应根据患者的需求和价值观来提供个性化的医疗服务。其研究强调患者的需求和意愿在医患对话中的重要性，以及医生应尊重患者的选择。也有学者着重于探索患者健康自主性的概念，即患者在医疗决策和治疗过程中拥有主动权和自主性。这些研究强调患者在医患对话中应拥有更多的控制权，而不仅仅是被动接受医生的决策和建议。

盖瑟特(Gessert,1983)聚焦于患者在决策过程中的角色。他通过对患者进行深入访谈和调查,探讨了患者参与医疗决策的态度、意愿和体验。研究发现,患者希望在医疗决策中发挥更积极的作用,而不仅仅是被动接受医生的建议。莱文森(Levinson,1997)的研究探讨了医患沟通与医疗事故索赔之间的关系。研究结果表明,医生与患者之间的有效沟通可以减少医疗事故索赔的风险,强调了患者在医患对话中的重要性。库尔特奈(Courtenay,2002)探讨了患者对护士接触的感知和认知,其研究强调了患者在医患互动中的情感需求,以及护士的接触在建构患者咨询者身份中的积极作用。

布罗克迈尔(Brockmeier,2009)关注经验的构建和表述。他的工作涵盖了个体如何在医患对话中表达和分享他们的经验,以及这些经验如何影响他们的身份建构。有中国学者(Tao,2011)研究了中国患者对医患沟通的满意度以及影响因素。其研究指出,患者对医患沟通的满意度与医生的沟通技巧、态度和关注程度密切相关,强调了医生在医患对话中对患者身份建构的影响。

布朗(Brown,2013)着重于医生如何进行以患者为中心的沟通。他们探讨了医生在医患对话中应具备的基本沟通技巧,如倾听、共鸣和表达尊重,以促进患者的主动参与和咨询者身份建构。还有学者(Znoj,2016)探讨了在术前对吸烟和饮酒进行咨询的效果,强调了咨询过程对患者身份建构和健康行为转变的重要性,提供了患者在医患对话中进行积极改变的可能性。

上述学者的研究丰富了对患者在医患对话中咨询者身份建构的理解。从他们的研究中可以看出,患者在医患对话中扮演着积极主动的角色,他们的参与、意愿和态度都会对医患关系和治疗效果产生重要影响。医生和其他医疗专业人员在医患沟通中起着关键作用,他们的沟通技巧、尊重和关注程度可以促进患者的自我认知和行为改变。综合这些研究成果,我们可以进一步优化医患对话,提高患者满意度和治疗效果,并为患者提供更有效的医疗服务和支持。

(一)认识问题和主动寻求帮助

在医患对话中,患者作为咨询者的身份建构始于对个人健康问题的认识和理解。当患者意识到身体出现不适时,他们开始认识到自己面临着健康方面的困扰和疑虑。意识到问题是患者成为咨询者的第一步,驱使他们主动寻求帮助,以寻找解决问题的途径。认识问题和主动寻求帮助是患者在医患对话中咨询者身份建构的基础步骤。这体现了患者在个人健康问题上的自我关注和责任感,以及对解决问题的迫切渴望。通过这一积极主动的态度,患者踏上了与医生合作探讨问题和寻求解决方案的旅程,为建构健康的未来打下了坚实的基础。

【例 5-25】

12P：我感觉关节疼，这是什么(原因)?

13D：跖跗关节脱位。这就不是单纯的打石膏的事儿了。

14PM：要做手术吗(怎么做手术)?

15D：得固定。

(注："D"表示医生，"P"表示患者，"PM"表示患者家属，数字表示话轮)

从例 5-25 中可以看出，患者首先意识到自己关节疼痛的问题，并主动寻求医生的帮助。医生在诊断过程中确定患者跖跗关节脱位，并告知患者需要进行手术治疗。患者家属询问关于手术的具体情况，医生进一步解释需要进行关节固定。

医生在诊断过程中，通过询问患者的症状和病史，确定了患者的诊断为跖跗关节脱位，这体现了医生的专业知识和经验。医生告知患者需要进行手术治疗，并向患者家属解释手术的情况，这体现了医生对患者及其家属的耐心和关心。在这个咨询过程中，患者的自我意识和主动寻求帮助行为，以及医生的专业诊断和指导，共同构成了医患对话中患者咨询者身份建构的重要环节。患者通过这个过程，开始了与医生合作探讨问题和制定解决方案的旅程，为自身健康的改善和身体的康复打下了坚实的基础。

(二)接受咨询者角色

患者在医患对话中接受咨询者的角色是一个意识到自身需要并积极参与咨询的过程。一旦患者决定寻求专业咨询，就说明他们深刻认识到在健康问题上需要寻求专业的建议和指导，具体表现为患者对个人健康问题的认知和理解不再停留于表面，而是希望深入探索问题的本质，从而找到最佳的解决方案。在咨询者的角色下，患者愿意主动参与医患对话，与医生共同探索问题，并共同寻求解决方案。这种积极主动的态度为医患之间的合作奠定了基础，同时也为患者在咨询过程中获得更好的治疗效果和健康体验提供了保障。

【例 5-26】

16PM：他这个是不是有点小骨折?

17D：不是小骨折。你是扭了加挤了是吧?

18P：嗯，是的。

19D：一下挤住了，然后又别了一下。(你挤了是吧?)你单纯地挤，我不害怕。你别了，你把中间这个骨头都给别错位了。正常情况下不会这么厉害，你看挤得太厉害了。

20PM:他走在路上,忽然扭了一下。

(注:"D"表示医生,"P"表示患者,"PM"表示患者家属,数字表示话轮)

患者家属在第16话轮询问患者的问题是否可能是小骨折。医生回应指出不是小骨折,并在第17话轮进一步询问患者是否扭了加挤了。患者在第18话轮证实了自己是扭了加挤了的。医生通过这个对话表现出对患者情况的细致观察,并在第19话轮说明患者的情况不同寻常,可能造成骨头错位。

患者家属表现出对患者健康状况的关心和担忧,主动询问可能存在的问题。而医生则展现出专业的观察和分析能力,通过仔细询问患者的情况,对患者的症状作出准确判断,而不仅仅是依赖患者的简单陈述。医生通过语言体现出对患者情况的关注和理解,使患者感到被尊重和认可,有助于建立医患之间的信任和合作关系。在这个对话中,患者家属和医生都在认识问题和接受咨询者角色的过程中表现出积极的态度。患者家属表现出对患者问题的敏感性,主动寻求医生的意见;而医生则通过细致的询问和观察,帮助患者准确理解自身的状况。这种互动和合作有助于患者在医患对话中逐渐接受咨询者的角色,并建立起良好的沟通和治疗基础。

(三)建立信任

在医患对话中,建立信任关系是确保咨询有效的至关重要的一环。患者在接受咨询者的角色后,渴望能够与医生建立起开放、诚实和互信的关系。这种信任关系使得患者能够毫不保留地表达个人的问题、疑虑和感受,而医生也能更全面地理解患者的需求,从而提供更加个性化和有针对性的医疗服务。建立信任关系不仅有助于医患之间更好地沟通,还为患者在咨询过程中的自我认知和健康改善提供了保障。只有在互信的氛围下,医患双方才能真正合作,共同探索问题,并寻求解决方案。通过建立信任关系,患者能够更好地接受医生的建议和指导,从而取得更好的治疗效果和健康成果。

【例5-27】

96D:(嗯,)当时骨头错位了?

97P:当时就错位了,当时错位了就接不上了,然后就上了那个人民医院。

98D:给整上啦?

99P:没有没有,人民医院说他们那边复不了位。然后当时离骨科医院太远了。然后就去了医院对过那个老中医(膏药)那儿,让他给复的位。

(注:"D"表示医生,"P"表示患者,数字表示话轮)

在以上对话中，医生通过敏锐的观察和提问，发现患者的骨头曾经出现过错位的情况。患者坦率地回答，并描述了之前的就医经历，包括先去人民医院和后去老中医那里尝试复位治疗。患者的回答表现出对医生的信任，愿意分享之前的治疗经历。

医生在对话中展现出对患者的关心和耐心。患者对医生的信任使医生能够更有效地了解患者的状况，并为其提供更有效的治疗。同时，医生的关心也让患者感受到在医疗过程中得到了应有的关怀和支持。这种信任的建立有助于提高患者对治疗的依从性，取得更好的治疗效果。

（四）探索问题和接受变化

在医患对话中，患者与医生一同探索问题的本质和可能的原因是患者咨询者身份建构的重要步骤。通过深入分析和回顾个人的经历及情绪，患者能够更好地认识到问题的根源，从而为解决问题找到更加深入和全面的方法。在探索问题和接受变化的过程中，医生的角色是提供支持和指导。他们可以为患者提供专业的解释和建议，帮助患者更好地理解问题的本质和可能的解决方案。医生的专业知识和经验有助于患者在咨询过程中获得更好的认识和认知，从而更好地应对问题和改善健康状况。

【例 5-28】

100D：哦，复上以后就没再查是吧？

101P：对，复上以后他就给拿了点膏药贴上，吊着。好了，就没再查，结果就又越来越严重了。

102D：那就给查查，查个平扫，查个 CT。你要是相信我的话，咱就等会儿你拿片子来，我先看着行吧？

103P：嗯，行。

（注："D"表示医生，"P"表示患者，数字表示话轮）

在以上对话中，患者在第 101 话轮坦诚地回答医生的询问，表示在之前进行关节复位后，并未再进行进一步的检查，而是用膏药贴上，导致症状反复加重。医生在听到患者的回答后，意识到需要进一步探索问题的本质，决定对患者进行平扫和 CT 检查。医生提出这个建议是为了深入了解患者的病情，找出问题的原因，并对治疗方案作出更准确的调整。

医生在对话中表现出了对患者问题的关注和责任感。他不满足于患者的简单陈述，而是进一步追问并提出需要进行检查的建议，以确保对患者的病情进行全面评估。医生的态度表现出了积极主动地探索问题和寻求解决方案的愿望，体现了医生的专业和对患者健康的关心。

患者则在第103话轮对医生的建议表示了认可和配合，表示愿意接受进一步的检查。患者的态度表现出对医生的信任和尊重，愿意相信医生的专业建议，并愿意配合医生的治疗方案。这种积极的态度有助于促进医患之间的合作，推动问题的探索和治疗的进行。

（五）学习技能

学习技能是医患对话中患者咨询者身份建构的关键阶段。在这一过程中，患者与医生紧密合作，共同探索如何处理患者自身的病症。医生在这个阶段起着重要的指导作用，他们可以为患者提供有效的应对策略、健康管理技巧和情绪调节方法。学习技能的过程也涉及患者的主动参与和积极态度。患者需要有接受新知识和改变的意愿，并将所学应用于日常生活中。通过学习，患者能够增强自我管理和自我护理能力，从而更好地掌控自己的健康状况。

【例5-29】

36D：那你在家里多锻炼，多练练四肢支撑爬哈。

37PM：就是让他来回地起，然后爬。

38PM：那个评估什么时候查呀？

39D：评估你这个训练都还没做完，约的时间太长了。

40PM：得一个月以后吗？

41D：对。

42PM：那到时候光评估就行了是吗？

43D：你得提前挂号。到时候你先带孩子来看看该做什么样的项目。也可以挂其他医生的号。到该点评的就点评哈。

44PM：行行行。

（注："D"表示医生，"PM"表示患儿家属，数字表示话轮）

在以上对话中，医生在第36话轮提出患儿在家康复需要做的训练，并耐心回答了患儿家属提出的疑惑。在医生的指导下，患儿家属对患儿的治疗流程有了更加清晰的认识，在接下来的时间里可以合理安排患儿的康复训练，并在适当的时间再来复查和点评。患儿家属一方以咨询者的身份与医生交流，其实也是一个学习和不断解惑的过程，对病症后续的治疗和康复也起着重要作用。

由此可知，患者作为咨询者的身份建构促使患者更积极主动地参与医患对话。当患者认识到自己有问题或需要帮助时，他们会主动寻求咨询并接受咨询者的角色。这使患者在医患对话中更加主动，愿意分享自己的问题、感受和体验。患者的积极参与有助于打破医患之间的隔阂，建立起开放、互信的沟通氛围，从而更好地了解患者的需求和期望。

认识到自己是咨询者后，患者更清楚地询问自己的问题，并能更准确地设定治疗目标。在和医生共同探讨问题的过程中，患者能够逐渐深入了解问题的本质和可能的原因，为治疗提供更全面的信息基础。同时，患者能够更有针对性地参与制定治疗方案，将治疗的焦点集中在关键问题上，改善治疗的效果。当患者接受自己需要在咨询过程中积极参与时，他们更愿意与医生建立信任和合作关系。医生能够以平等和尊重的态度对待患者，共同探讨问题并寻求解决方案。这种信任和合作关系有助于促进有效的治疗，提高患者的满意度和治疗依从性。患者作为咨询者的身份建构也有助于患者更深入地探索问题，并增强治疗动力。

综上所述，患者作为咨询者的身份建构对医患对话产生了积极的影响。它促进了更积极主动的参与、更好的问题意识和目标设定，建立了更强的治疗合作关系，帮助患者更深入地探索问题、增强治疗动力，并提升了患者的自我意识。这种身份建构有助于改善医患关系，提高治疗效果，促进患者的个人成长和心理健康。这种身份建构为患者提供了更有意义和价值的治疗经历，有助于他们建构积极的未来，并更好地应对生活中的各种挑战。

三、患者决策者身份的建构及表现

当患者在医患对话中扮演决策者的角色时，他们的决策权增加，对医疗决策和治疗方案的选择具有重要影响。在传统的医患关系中，医生通常拥有决策的权威，而患者则相对被动。然而，近年来，医患关系的模式逐渐转变，倾向于强调患者的参与和决策。这种转变源于医学伦理学和患者权益的进步，以及对患者自主性和价值观的认可。患者作为决策者的身份被视为医患对话中的重要组成部分，以实现共同决策和“以患者为中心”的理念。医学家和心理分析学家巴林特（Balint，1969）探讨了医患关系中的情感和交流，这标志着对患者心理和情感的关注。巴里（Barry，2012）和埃德曼-利维坦（Edgman-Levitan，2012）强调了共享决策在“以患者为中心”治疗中的关键作用，突出了患者在医疗决策中的重要角色。福罗什（Frosch，2012）的研究促成了在五家美国初级保健诊所推广决策辅助工具的努力，强调了在实践中推动共享决策的挑战。

马托里（Montori，2006）的研究关注了共享决策和决策辅助工具的使用，标志着共享决策开始在实践中进行应用研究。埃尔文（Elwyn，2014）对患者决策支持干预在临床实践中的应用进行了系统综述，反映了共享决策在医疗实践中的推广与实施。学者们的研究反映了患者参与医疗决策的演变，从早期对患者情感和心理的关注，到后来共享决策概念的逐步推广与应用。这些研究在不同时期对患者作为决策者在医患会话中的重要性和价值进行了阐述。

（一）共享决策

共享决策是指医生和患者之间合作决策的过程，其中医生提供相关医学知识和治疗选项，而患者分享自己的价值观、偏好和目标，最终达成共同决策。国外有学者（Makoul，Clayman，2006）提出了共享决策模型，并介绍了在医疗接触中实现共享决策的关键要素。共享决策强调医患之间的相互尊重和平等地位，鼓励患者在治疗选择中发挥积极作用。患者参与决策过程有助于提高患者对治疗的接受度和依从性，并能够更好地满足患者的需求和期望。

（二）患者中心护理

患者中心护理是一种以患者为中心的医疗模式，强调尊重患者的意愿、需求和偏好，将患者的价值观和目标融入治疗决策中，并将患者视为决策过程的核心。患者中心护理强调个性化的医疗护理，鼓励患者参与决策过程，以便更好地满足他们的健康需求。患者中心护理还强调医患之间有效沟通和建立信任关系的重要性，以支持患者的参与和决策。

国外有研究（Institute of Medicine，2001）强调了患者中心护理的重要性，对21世纪新的卫生系统进行了探讨。斯瑞特（Street，2007）探讨了患者中心护理在癌症护理中的应用，强调了有效沟通和关怀对患者的重要性。有学者（Mead，Bower，2000）提出了患者中心护理的概念框架，并回顾了实证文献对此概念的研究。还有学者（Robinson，Callister，Berry，et al.，2008）探讨了患者中心护理和患者依从性的关系，并探索了如何应用患者中心护理来改善治疗效果。也有学者（Balint，Stephen，2019）提供了基于证据的实施患者中心护理的指南，帮助医疗团队更好地理解和应用患者中心护理的理念。患者中心护理是一种被积极倡导和推崇的医疗模式，它促进了医患之间的合作，为提供更高质量的医疗护理服务奠定了基础。

（三）患者自主权

患者自主权是指患者在医疗决策中拥有知情权和自主决策权。患者自主权强调患者作为个体的权益，要求医生提供患者所需的信息和知识，让患者能够理解和参与决策过程。患者自主权的实现需要医生与患者合作和互动，以确保患者对治疗选择有充分的了解和参与。

博尚和查德里斯（Beauchamp，Childress，2013）的著作《生物医学伦理学原理》

（*Principles of Biomedical Ethics*）是医学伦理学领域的经典著作，书中提出了有关患者自主权的理论和原则，包括尊重患者自主权、义务性、无害性和公正性，强调了患者自主权在医疗决策中的重要性，并为理解和解决伦理问题提供了指导。法登等（Faden，Beauchamp，1986）探讨总结了知情同意的历史演变和理论基础，重点关注患者自主权在医学研究和临床实践中的作用，强调患者应该充分了解医疗干预的风险和效益，并在知情同意的基础上作出自主决策。巴里等（Barry，Edgman-Levitan，2012）强调将共享决策作为患者自主权的核心，将患者作为医疗决策中的主要参与者，探讨了共享决策在医患关系中的重要性，以及如何促使患者在治疗选择中发挥主动作用。埃曼努尔（Emanuel，Emanuel，1992）讨论了医患关系四种模式之一的“信息模式”，其中包括医生向患者提供充分的信息，尊重患者的自主权，并探讨了不同医患关系模式对患者参与医疗决策的影响。这些学者通过不同的视角和研究方法，强调了患者自主权在医学伦理学、医学研究和临床实践中的重要性，为促进患者参与医疗决策、构建患者中心护理模式提供了深入的理论基础和指导。

（四）受益与风险平衡

在医疗决策中，医生和患者需要权衡治疗的潜在益处和风险。患者作为决策者需要了解可能的治疗效果、不良反应、风险和不确定性，并在医生的建议和自身偏好之间作出决策。受益与风险平衡的过程需要医生提供准确的信息和专业建议，同时尊重患者的意愿和决策。

国外有学者（Braddock，Edwards，Hasenberg，et al.，1999）探讨了患者在门诊实践中知情同意和决策的重要性，强调患者应该充分了解医学选择的潜在益处和风险，并参与医疗决策的过程。他们呼吁医生回归基本，确保患者在决策过程中得到适当的信息和支持。还有学者（Elwyn，Edwards，Kinnersley，2000）提出了“共享决策”的概念和医患共同决策的重要性，讨论了患者在医疗选择中的角色，以及医生应该如何与患者共同决策，并确保患者参与决策过程的能力和权利。也有学者（Stacey，Bennett，Barry，et al.，2011）强调了为面临健康治疗或筛查决策风险的患者提供决策支持的重要性，以帮助患者了解治疗选择的各种潜在益处和风险，并参与决策过程。由此可知患者在医疗决策中的重要性，共享决策和患者中心护理的理念为医患关系的改善和患者参与医疗选择提供了重要的理论和实践支持。

（五）患者决策的倾向性

患者作为决策者时可以表达自己的价值观、需求和偏好，从而影响治疗方案的选择。患者可能更了解自己的身体和心理状况，以及对治疗的期望和目标。通过参与决策过程，患者可以选择与其价值观和目标相符合的治疗方案，增加对治疗的接受度和依从性。

然而，有时患者可能受限于医学知识和信息的不足，导致偏好不一定与最佳治疗方案一致。在这种情况下，医生的作用是提供准确的信息和专业的建议，帮助患者更好地理解可能的治疗选择，以便患者作出更明智的决策。医生可以解释不同治疗选择的潜在效果、风险和不确定性，帮助患者权衡利弊，最终作出符合其整体利益的决策。

【例 5-30】

40P：截不了那么多（一截）。

41D：截是截不了那么多，但是肯定会觉得比较短。有很大的情况是都保留不了这个关节了。

42PM：唉，你能截到这个位置就行了。

43D：那你听我说。

44PM：就尽你最大努力保吧。保到多长是多长吧，行吧？你能保多长（保）多长呗。这个骨头你能留多少留多少，尽你最大努力呗。

45D：关键是，你说的这些事儿我都知道。关键是我给你截完之后你可能接受不了，你们是他什么人？你孩子给说了吗？

46P：嗯。

47D：你孩子给说了吗？

48P：孩子都这么远。

49D：（你给说了吗？）你说了截了吗？你两个人你觉得能负得了这个责吗？

50PM：能，能负吧。

（注："D"表示医生，"P"表示患者，"PM"表示患者家属，数字表示话轮）

从以上医患对话语料，我们可以看出以下问题：

首先，患者表达了担忧和疑虑。在对话中，患者对截肢手术表示担忧，并提及可能无法接受手术后的结果。他担心手术后可能会感觉"比较短"，并可能无法保留关节。这表明患者在面对医疗决策时关注个人感受和可能的后果。

其次，患者对保留关节的期望。患者希望医生尽最大努力保留关节，并表示"你能保多长（保）多长呗"，表明患者希望尽可能保留自己的身体功能，尽管这样可能会面临困难和不确定性。

再次，医生提供专业建议。医生在对话中提醒患者手术后可能的结果，并询问患者是否已经告知家人和孩子。这显示了医生的关注和尊重患者的意愿，并试图提供专业建议和解释。

最后，家属参与决策。患者的家属也参与了对话，并表示能够负责任。这表明在医疗决策中，患者的家人也在考虑，并愿意支持患者的决定。

综上，可以看出患者在面对截肢手术这一重要决策时，对自身的身体和未来感到担忧，并希望尽可能保留功能。医生提供了专业建议，并试图了解患者的家人是否参与了决策过程。在这种情况下，患者的决策可能受到多个因素的影响，包括个人价值观、家庭支持和对未来可能带来的变化的担忧。决策的最终结果需要充分考虑患者的意愿和医生的专业建议。

【例 5-31】

24D：得给你截去点。

25P：哎哟喂，那不能行，截去了不好。

26D：不截去不行，老太太你骨头露外边儿了。得把这点儿骨头截掉才能盖上肉。盖上肉把骨头包起来。你拍个片儿，想从我这边做吗？我这边费用怪高哈，两千多块钱，做这个小手术。

（删了去手足外科医院那段）

27P：哎哟，我得割去吗？

28D：（你给他说）就是个残修，手指头没有了。（手足外科医院不收。你问问吧，这就是个门诊手术）

29PM：她那个手术做完是不是还要打消炎针呀？

30D：对，得打七天。

31PM：那都一样做，在这边做吧。

（注："D"表示医生，"P"表示患者，"PM"表示患者家属，数字表示话轮）

在对话中，患者在第 25 话轮中对截肢手术表示担忧和犹豫。她认为截肢后可能会不好，并表达了不愿意进行手术的意愿。医生在第 26 话轮向患者解释了手术的必要性和效果，指出如果不截肢，骨头将继续露在外面，而截肢是为了保护骨头和让伤口更好愈合。患者家属对手术的情况进行了询问，并表示可以在医生那边做手术。在得到医生的解释后，患者选择在医生所在的医院做手术。

综合以上对话，患者作为决策者表现出了对手术后结果的担忧和犹豫态度，但同时接受了医生的专业建议。家属的参与和影响也在患者的决策中起到一定作用。在这个决策过程中，患者需要充分理解手术的利弊，平衡可能的风险和收益，以作出对自己最有利的决策。医生的专业建议和家属的支持，以及患者对自身需求和价值观的认知，都是综合影响患者决策的因素。因此，在医患决策中，需要充分尊重患者的意愿和价值观，同时提供专业的医学建议，以达成最佳的治疗决策。

（六）决策与会话进程

患者作为决策者的过程通常不是一次性的，而是动态的。即使患者作出决策，医患对话也不应该结束，而是应该继续进行。决策后的会话可以用来进一步讨论、解释和消除患者可能面临的问题、疑虑或矛盾。医生应积极倾听和回应患者的反馈，并根据患者的需要进行调整和解释，以达成更好的共识。有效的决策后会话有助于建立医患之间的信任和理解，促进医患更好地沟通和合作。医生应该以开放的态度对待患者的反馈，解答他们的问题，并提供额外的支持和指导。这种持续的交流有助于患者更好地理解和接受治疗方案，增强治疗的效果和患者满意度。

【例 5-32】

55PM：消肿了之后再做手术啊？

56D：嗯，对。

57PM：做手术之后要过多长时间呀？

58D：做完手术，三五天就能出院了。主要是消肿的时间长。

59PM：哦。

60D：要不你先做个 CT 吧，行吧？

61PM：嗯，先拍个片子看看吧。

（片子拍出来后）

73D：这个得住院做手术了，得消消肿再做。踝关节伤得很厉害。

74PM：这个还不能马上做吗？

75D：不能着急动手术，动了缝不上。知道我的意思吧？消消肿以后再做。挂个急诊外科号，我给你办住院。

（注："D"表示医生，"PM"表示患者家属，数字表示话轮）

通过上述医患对话，可以看出该对话在患者家属提出问题后没有立即结束。医生积极回应了患者家属的疑虑和问题，说明了手术需要等到消肿后进行，以保证手术效果和安全性。医生还提出通过做个 CT 来更好地了解情况，并建议挂急诊外科号办住院手续，以便及时进行手术。

这种积极的回应和继续沟通，使患者家属得到了及时的解答和指导。医生向患者家属解释了手术的时间安排和必要性，以及为了达到治疗效果需要等待消肿的原因。医生对患者家属提出的做个 CT 的建议，表现出了关注患者病情和主动解决问题的态度。

这种决策后的会话对于医生取得患者家属的理解和支持非常重要。通过持续的沟通，患者家属对手术时间和安排有了更清晰的认识，对医生的建议和决策有了更深入的了解。这有助于患者家属更好地配合治疗计划，同时也增进了医患之间的信任和合作。这种持续的交流有助于患者家属更好地理解和接受治疗方案，提高治疗的效果和患者满意度。

【例 5-33】

21PM：取钉还需要再做个手术？

22D：我就取个小口就行。我给你弄个小的看着了吗？起个钉子最少得 700。第二是 1200 多。一个是 2000 多。我给你说个最小的哈。

23P：哦。

24D：这个收这个费用也不是我说的，都是有发票的，知道吧？我得跟你说明白。把药拿来，去拿麻药，还有手术用的那个。

25PM：好，我们做手术，上哪里拿麻药？

26D：上那个药房。

（手术后）

32D：我给你说哈，老爷子回去之后呢，三天换一回药。换个三四次，半个月把这个线拆了。现在就可以慢慢下地走路了。脚呢别使全劲，点点地可以。别不使劲，但是也不能使全劲。你使全劲，脚受不了。

33PM：对对对。

34P：我那次走半天就这儿疼呢，是怎么回事？

35D：那不要紧。慢慢的，之后吧稍微吃点儿劲，循序渐进地。也别完全放松，完全放松了也不利于恢复。

36PM：嗯嗯，记住了。

37D：慢慢地使劲哈。然后下个月再来看看。

（注："D"表示医生，"P"表示患者，"PM"表示患者家属，数字表示话轮）

从上述医患对话中，可以看出该对话在患者家属决定做手术后并没有立即结束。医生在手术前向患者家属说明了手术费用和相关流程，强调了所有费用都有发票，并详细解释了手术所需药物和材料。这种沟通使患者家属充分了解了手术费用和过程，对后续治疗有了更明确的认识。

在手术后，医生向患者家属解释了手术后的恢复过程和注意事项。医生告知患者家属需要定期更换药物，然后解释了如何恢复步行的过程。医生强调了要逐渐增加脚部活动，不要过度使用，并建议下个月再来复查。

这种决策后的会话展示了医生对患者家属的关心和指导。医生不仅提供了手术前的费用和流程信息，还对手术后的恢复给予了详细指导。通过持续的沟通，患者家属得到了及时的解答和建议，对治疗过程有了更清晰的认识。医生对患者家属的耐心回答和指导，有助于患者家属更好地配合治疗，提高治疗的效果和患者满意度。

这种有效的决策后会话有助于建立医患之间的信任和理解，促成更好的沟通和合作。医生对患者家属的详细解释和指导，表现出了医生的专业性和关心，有助于患者家属更好地理解和接受治疗方案。同时，患者家属也表现出了积极配合治疗和遵循医生建议的态度。这种持续的交流和配合有助于患者更好地恢复和康复。

（七）影响患者决策的因素

患者作为决策者的身份可对医患对话产生重要影响。首先，当患者被赋予更多的决策权时，他们的参与感和满意度可能会增加。其次，这种参与感有助于患者建立对治疗决策的信心，并增强他们对整个治疗过程的责任感。最后，患者的参与还可以增强他们的治疗依从性，因为他们更有可能遵守自己参与决策的治疗方案。

然而，患者作为决策者也可能面临一些挑战和困难。他们可能承受决策带来的不确定性、压力和责任。在面对复杂的治疗选择时，患者可能感到困惑和矛盾，需要医生提供额外的支持和指导。医生在引导和支持患者决策过程中起着关键的作用，他们需要提供准确的信息，解释复杂的概念，并与患者合作制定最佳的治疗方案。

【例 5-34】

37P：这个什么时候能做手术呀？

38D：你这个得消肿之后才能做手术。

39PM：啊？

40D：消肿之后才能做手术，要不然切的皮缝不上。

（双方讨论是做手术还是住院保守治疗）

49PM：还是你说呀！

50D：要不然你就办个住院手续，我给你做个 CT 看一眼，做完 CT 看看什么情况再住院也行。

51PM：住院做手术得多长时间呀？

52D：得消肿之后才能做。

53PM：大概多长时间呀？

54D：得看你消肿的时间了。

（注：“D”表示医生，“P”表示患者，“PM”表示患者家属，数字表示话轮）

患者在这次医患对话中对手术的时间和方式产生了影响。患者询问了手术的时间，表达了对手术前后的消肿问题的担忧。患者希望知道手术何时能够进行，以及手术是否会受到肿的影响。

医生在对话中积极回应了患者的疑虑。医生告知患者，手术必须在消肿之后才能进行，否则切的皮缝不上。此外，医生还建议患者先做 CT，看看消肿的情况，再决定是否住院进行手术。

患者的决策者身份在此对话中体现在他对手术时间和方式的询问和忧虑，以及对医生建议的反馈上。患者对手术进行了积极的讨论和决策，并向医生提出了问题，以了解更多关于手术的信息。医生则根据患者的疑虑和需要，提供了相应的建议和解释，以帮助患者作出最适合自己的决策。在这个过程中，患者的参与感和主动性是影响决策和交流的重要因素。

【例 5-35】

86PM：以前我妈在这儿做手术就打了个板。

87D：锁骨骨折？

88PM：嗯，对。一做的话，她血压就高，害怕。

89D：嗯，行，有麻醉意外，但一般来说问题不大。还有呢就是你这种开放性的伤口有可能感染。也见过做完手术之后慢慢地脓就起来了，还得再切一部分再清。

90P：啊？还得再切？

91D：哎，有这种可能。

（双方讨论是否进行手术）

98D：在这儿签你的名字。关系写母子。打上针等一会儿给你做哈。老太太，先把止疼针打上。

99PM：在哪边儿打呀？

100N：在这边，上去吧。

（注："D"表示医生，"P"表示患者，"PM"表示患者家属，"N"表示护士，数字表示话轮）

从患者的决策者身份来看，患者在这次医患对话中对手术的决策产生了影响。患者家属在对话中提到了他母亲之前在同样的医院做过手术，但因为麻醉问题导致血压升高，这引起了患者家属的担忧。患者家属可能会考虑其母亲的类似经历，对手术的风险和可能的并发症产生了疑虑。

医生在对话中认真倾听了患者家属的担忧，并对患者家属提到的其母亲的情况进行了解释。医生承认手术中可能会有麻醉意外的风险，但同时也指出一般情况下问题不大。此外,医生还提到了患者手术伤口可能感染的风险,解释了可能需要再次切开清洁的情况。

患者的决策者身份在此对话中体现在其家属对手术风险的关注和担忧上。过去类似手术的经历可能对手术的决策产生了影响。医生在回应患者家属担忧的同时,提供了相关的信息和解释,帮助患者更好地了解手术的风险和可能的并发症。在这个过程中,患者的决策权和参与感是影响医患对话的关键因素。医生通过理解患者的疑虑并提供专业的解释,帮助患者作出决策。最终,患者选择继续进行手术,并在医生的建议下签署手术同意书。

患者作为决策者在医患对话中扮演着重要的角色。他们的决策能够影响治疗选择和结果,并要求医生与患者进行有效的沟通和协作。患者作为决策者有权表达自己的价值观、需求和偏好,但他们也可能受限于医学知识的不足。医生应提供准确的信息和专业建议,帮助患者作出明智的决策。决策后的会话应该继续进行,以进一步讨论和解释,并提供支持和指导。医生在引导和支持患者作出决策过程中起着关键的作用,以确保患者能够作出符合其整体利益的决策。

第三节 本章小结

本章深入研究了医患互动中医生和患者两个主要参与者在交流中建构的不同会话身份,以及这些身份如何被塑造和表现出来。在医患会话中,医生和患者之间的角色扮演是至关重要的,它们直接影响着治疗和护理的质量,以及医患之间的相互理解和信任。

首先,医生在医患会话中担任专家身份,这一身份的建构和表现源于他们经过了严格的医学培训和教育,拥有深厚的医疗知识和临床技能。医生以其卓越的专业知识,为患者提供诊断和治疗的关键性支持,使患者能够获得最佳的医疗护理。其次,医生在会话中扮演顾问的角色。作为顾问,医生与患者建立合作关系,共同探讨治疗选择,听取患者的需求和意见,并针对个体情况提供个性化的建议。医生顾问身份的功能包括倾听和尊重患者的意见,共同制定治疗方案,以及与患者共同决策医疗选择。医生还扮演着伙伴身份,作为伙伴,医生与患者建立互信和共鸣,共同面对健康挑战。伙伴身份的功能包括建立情感联系,表达对患者的关心,共担治疗的责任,以及鼓励患者积极面对疾病。这有助于减轻患者的焦虑和孤独感,促进对患者的情感支持和康复治疗。最后,医生在会话中还担任教育者,向患者传授医学知识,使患者更全面地了解和管理自身的健康问题。教育者身份的功能包括提供教育性信息、解释医学术语、指导患者的生活方式和自我监测，以及促进患者的健康素养提升。这一切有助于患者更好地管理慢性疾病，预防疾病的发生，以及改善患者的整体健康状况。

作为医患互动中的另一方，患者在会话中扮演信息提供者的角色，他们通过提供有关自身健康状况和症状的信息，协助医生进行准确的诊断和制定治疗方案。这一身份的建构和表现是医疗决策的重要依据，因为医生需要依赖患者提供的信息来综合判断。此外，患者在会话中充当咨询者，主动向医生提出问题和疑虑，寻求专业的医疗建议和指导。这种积极的参与促进了医患之间的开放性沟通，有助于患者更好地理解自身的健康问题和治疗选项。最后，患者在会话中担任决策者，他们需要在医疗选择和治疗方案中作出决策，包括权衡不同的治疗选项和风险，以便选择最适合自己的治疗路径。

在整个医患互动过程中，医生和患者的身份建构和表现是不断交织和演进的。医生需要根据不同患者的需求和期望灵活地调整自己的角色，以实现最佳的治疗。与此同时，患者也需要积极参与医疗过程，充分发挥他们在医疗决策中的作用。这种互动和合作是医疗成功的关键，因为其有助于建立信任、改善治疗选择和提高患者满意度。

第六章　医患互动中话语策略的选择与使用

第一节　礼貌与尊重的言语策略

一、礼貌理论的发展

布朗和莱文森(Brown，Levinson，1978)在《语言使用中的共性：礼貌现象》(*Universals in Language Usage：Politeness Phenomena*)一书中对礼貌现象的普遍性和策略进行了深入的探讨，并提供了对礼貌现象的理论框架和解释，对社会互动、语言使用和跨文化交流等领域的研究具有重要的启发和影响。赖奇(Leech，1983)详细讨论了与礼貌相关的语用原则，包括合作原则、尊重原则、酌情原则等，并且探讨了这些原则在不同文化和语境中的应用和变化，对研究语言使用、交际和意义等方面具有重要的影响。瓦茨(Watts，2003)探讨了礼貌的概念和相关理论，研究了礼貌行为在不同交际场景和语言行为中的表现形式，包括礼貌用语、请求、拒绝、道歉等。他的相关研究成果提供了对礼貌概念和理论的全面研究，涵盖了不同文化、语境和语言行为方面的观点。通过分析礼貌的本质、文化差异和语用策略，为理解社会互动和语言使用中的礼貌行为提供了深入的理论和实证研究。还有学者(Culpeper，Bousfield，Wichmann，2003)为不礼貌行为的研究提供了新的视角，强调了动态和韵律方面的重要性；通过审视不礼貌行为的时间性、互动性和韵律特征，对理解不礼貌行为的本质和表现形式提供了深入的分析和洞察。以上学者的研究从不同角度探讨了礼貌现象的普遍性、语用策略、文化差异以及动态和韵律等方面的影响。上述研究成果能够使人们更好地理解和解释社会互动中的礼貌行为和不礼貌行为，并在跨文化交流和语言使用中获得相关指导。

我国礼貌理论的研究自20世纪80年代开始迅速发展，许多学者对礼貌理论进行了相关研究。我国著名语言学家陈丽蓉（1996）从语用学和社会语言学的角度探讨了汉语中的礼貌用语、礼貌策略和交际规范。社会学家顾兆农（2000）研究了中国人的社会化过程和社交礼貌。他通过社会学和人类学的视角，分析了中国文化中的礼貌观念、礼貌行为和社交规范。邵晓峰（2003）探讨了礼貌原则在汉语交际中的具体应用，对言语行为、非言语行为和交际策略等方面进行了深入分析，揭示了礼貌原则在汉语交际中的重要性和实践方式。社会心理学家张平（2009）通过对中国文化中的面子观念进行深入剖析，研究了面子与礼貌的关系，并提出了具有中国特色的交际礼貌理论。语言学家郭兴良（2014）从语言学和文化学的角度分析了中国人的语言行为特点和交际礼貌模式，并探讨了语言文化与社会文化的相互关系。上述学者的研究丰富了国内礼貌理论的内容，从不同角度探讨了汉语中的礼貌现象、文化观念和交际实践，为深入理解中国社会互动中的礼貌行为提供了重要的理论和实证基础。

二、面子理论的发展

面子是一个人在社会交互中的自我形象和社会认同，涉及个体对自己在他人面前的社会价值和尊严的感知。著名社会学家李银河（2007）对中国面子文化进行了深入分析和阐述，探讨了面子在社会交往中的重要性和影响。知名学者王宇飞（2011）的研究聚焦于人际关系、社会认知和文化心理学等领域，他系统地探讨了面子的心理机制和心理过程，揭示了面子对个体行为和社会交互的影响。李孝先（2003）探讨了中国文化中的面子观念，并探索了面子文化与社会交往、家庭关系和社会结构等方面的关系。

戈夫曼（Goffman，1967）研究了面对面行为中的互动仪式和面子概念，通过对面对面行为的观察和分析，揭示了人们在社会互动中的规则、期望和策略。特雷西（Tracy，1998）通过审视不同文化背景下紧急电话呼叫中的无礼行为和语用策略，揭示了面对面互动中面子威胁的实际情况和影响。还有学者（Matsumoto，Hwang，2013）研究了不同文化背景下人们在面对情绪激发情境时反应的差异，重点关注中国人和北美人在情绪表达、情绪经验和情绪调节方面的文化差异，以及这些差异如何塑造他们对情绪的反应模式。

三、医患会话中的礼貌与尊重

在医患会话中，礼貌理论起着重要的作用，其从以下几个方面影响医患会话的进程以及会话双方的关系。首先是在双方的倾听和尊重上，医生应当倾听患者的意见、问题和顾虑，并对其表达尊重和关注，患者在聆听医生对病情的诊断时也不能随意打断。医生应该避免打断患者的发言，给予患者充分的时间来表达他们的症状、经历和担忧。更好地了解患者的需求，并制定更贴近患者实际的诊断和治疗方案。倾听是体现尊重和礼貌的关键元素，它可以建立起医患之间的信任和合作关系。其次是会话过程中的非言语行为，除了言语交流，双方的非言语行为也是会话中不可忽视的一部分。微笑、眼神接触、姿态等非言语信号能够传递出双方的友善和关怀，这有助于会话双方感受到被尊重和关注。温和和谦逊也是体现礼貌的一个方面，如果医患之间出现误解、延误或不良结果，医生应当及时道歉，并提供合理的解释和沟通，以维护患者的尊严和信任。诚实和透明是建立良好医患关系的关键。出现错误时，医生应该承认并向患者道歉，同时解释导致错误的原因，并提出改进措施。通过这样的沟通，医生能够与患者建立更加亲密和信任的关系，有助于共同解决问题和改善医疗结果。

从患者的角度来看，在医患会话中，礼貌理论对患者的感受和体验至关重要。当医生倾听并尊重患者的意见和问题时，患者感到被重视和关心，这让他们更愿意分享自己的症状和担忧。医生的不打断让患者能够更充分地表达自己的情况，这对于确保准确的诊断和治疗非常重要。当医生展现友善和关怀的微笑、眼神接触以及姿态时，患者能感受到医生的亲切和支持，这有助于缓解他们的紧张感和焦虑情绪。医生的温和和谦逊也让患者感到更舒适，因为这种态度传递出了医生对他们的尊重和理解。当医生在出现误解或不良结果时及时道歉并提供解释时，患者能感到医生愿意承担责任，这有助于维护医生的尊严和患者对医生的信任；而医生的诚实和透明也让患者更容易理解医疗情况，共同参与解决问题，并相信医生的治疗建议和决策。

在医患关系中，面子的尊重和保护是维护医患双方尊严的基本原则之一。医生在与患者交流时应注意尊重患者的面子。首先，医生应提供一个私密的环境，确保患者的个人信息得到保密，避免信息泄露。其次，医生需要遵守法律和伦理要求，严格保护患者的隐私。医生还应倾听和理解患者的需求和感受。倾听是有效沟通的核心。医生应给予患者充分的倾听和关注，尊重他们的经历和情感。在倾听的过程中，医生应避免打断患者的发言，给予足够的时间让患者表达自己的想法和情感。在与有精神健康问题的患者交流时，医生应保持温和和有耐心的态度。有精神健康问题的患者可能表现出情绪激动、焦虑或混乱的行为，医生需要保持冷静和有耐心，避免对患者发脾气或失去耐心。最后，医生应努力建立与患者之间的信任和持续关系。通过提供专业的治疗和支持，医生可以帮助患者感受到他们在治疗过程中的重要性和被关怀的程度。医生应定期与患者沟通，关注他们的病情和需求，并提供必要的支持和指导。这些原则有助于建立良好的医患关系，提升治疗效果和患者满意度。医生应时刻注意自己的行为和言辞，确保与患者的交流始终体现尊重和关怀。

从患者的角度来看，在医患关系中，面子的尊重和保护对患者的尊严至关重要。当医生提供私密的环境并确保患者的个人信息得到保密时，患者会感到他们的隐私受到了尊重，这会增强他们对医生的信任感。医生遵守法律和伦理要求，严格保护患者的隐私，这会让患者感到他们的权益得到了保护。当医生给予患者充分的倾听和关注，尊重患者的经历和情感时，患者会感到自己被重视和理解。医生不打断患者的发言，给予患者足够的时间来表达他们的想法和情感，这会让患者觉得他们的声音被听到和尊重。在与有精神健康问题的患者交流时，患者可能情绪激动、焦虑或行为混乱，此时医生的冷静和耐心可以帮助患者感到更安心和被尊重，而不会感到被指责或不理解。医生努力建立信任和持续关系也可以使患者感到在治疗过程中被关心和支持，这会增强患者的信任感和合作意愿。

（一）礼貌语和称谓语的使用

医患交流中的礼貌语和称谓语的使用是建立积极、尊重和亲和医患关系的关键因素。在医患对话中，医生运用得体的语言进行表达能够确保患者感受到高质量的医疗服务和关怀。医生采用礼貌用语与患者进行交流能够让患者感受到医生的关怀和尊重，同时也是对患者身份和尊严的认可。称谓语和礼貌语的使用不仅体现了医生的礼貌态度，也有助于建立患者对医生的信任和信心（见表 6-1）。

表 6-1　医生称谓语使用频次

	称谓	频次
1	大姨	70
2	朋友	68
3	大哥	65
4	姐姐	45
5	老太太	31
6	老爷子	14
7	叔叔	11

续表

	称谓	频次
8	小朋友	10
9	姑娘	5
10	青年	5
11	大爷	4
12	小伙子	3
13	小美女	2
14	小帅哥	2

【例 6-1】

30D：你的肚子不疼吧，老爷子？不疼是吧？

31P：嗯。

32D：嗯嗯。你现在这里不疼是吧？

P（摇头）

（注："D"表示医生，"P"表示患者，数字表示话轮）

【例 6-2】

1D：怎么了，老太太？和我说说。

2P：摔到手了。

3D：多长时间了？

4PM：今天下午。

（注："D"表示医生，"P"表示患者，"PM"表示患者家属，数字表示话轮）

【例 6-3】

1PM：医生，你看我老妈这个手。

2D：怎么不好了，大姨，你跟我说。

3P：我这几天一摸这个手肘，你看这不是。

4D：滑囊炎。

（注："D"表示医生，"P"表示患者，"PM"表示患者家属，数字表示话轮）

在例 6-1 中，医生使用了尊敬的称谓"老爷子"来称呼患者，这是对患者的尊重和关怀的称呼，整体表现得有礼貌。在例 6-2 中，医生称呼患者为"老太太"，同样也是一种尊重和体现关怀的称谓。医生使用了礼貌语，询问患者发生的情况，表现出对患者的关心。在例 6-3 中，医生回应患者家属时使用了亲切的称谓“大姨”，表现出对患者家属的关心和理解。整个对话中，医生的表现较为亲近且有礼貌。

综上，以上三个患者对话中，医生对患者和家属的称呼较为恰当和尊重，体现了对患者的关心和理解。这种礼貌和尊重的交流方式有助于建立良好的医患关系，使患者感受到被重视和关怀，从而促进医疗过程的顺利进行。同时，医生在对话中应继续注意使用适当的礼貌语和称谓，以提升医患交流的质量和效果。

总体而言，医患对话中的礼貌语和称谓语的使用是维系医患良好关系的基石。通过使用得体的称谓语和礼貌语，医生能够展现对患者的尊重和关怀，为患者提供更加贴心和专业的医疗服务。这种学术化的交流方式不仅体现了医生的专业素养，也有助于提高患者对医疗过程的满意度和治疗效果。

（二）肯定患者的合作

在医患交流中，积极肯定患者的参与合作是构建医患合作关系的重要组成部分。医生应该鼓励患者在医疗决策和治疗过程中积极参与，并给予患者充分的尊重和认可，使患者感受到自己在治疗中的重要性和价值。

首先，医生可以采用积极的语言和态度来鼓励患者的参与。通过表达肯定和鼓励的话语，如“您的意见对我们非常重要”“您对自己的健康状况有着最直接的了解”等，医生能够激发患者主动参与医疗决策的积极性。其次，医生应该尊重患者的意见和需求。在决策过程中，医生应认真倾听患者的想法和顾虑，并根据患者的情况和意愿来制定治疗方案。尊重患者的决定包括对治疗方案的选择和医疗程序的理解，有助于提高患者在治疗中的自主性和满意度。同时，医生可以与患者共同制定治疗目标，让患者参与决策的过程。通过让患者参与制定个性化的治疗方案，医生能够更好地理解患者的需求和期望，提供更符合患者个体情况的治疗方案，提高治疗的成功率和效果。最后，医生在治疗过程中应该给予患者积极的反馈和支持，及时肯定患者在治疗中的努力和合作，让患者感受到自己在医疗团队中的价值，这有助于激发患者的积极性，促进治疗的顺利进行。

【例 6-4】

10D：量量头吧。是不是有点儿感冒了？

11PM：嗯，有一点儿。

12D：量量头哈。

13PM：他现在扶着东西也能站起来了？

14D：44.3 度哈。

15PM：赶上了吗？

16D：嗯，基本上在正常范围里面。

17PM：现在还需要给他做什么康复？

18D：早教，让他游游泳。他现在的总分呢是 87.2 分。这个分数已经大于 85 分了。是在正常孩子里头，但是值很低。所以说他得需要继续做早教。

19PM：噢。

（注："D"表示医生，"PM"表示患儿母亲，数字表示话轮）

【例 6-5】

44PM：那个 B_{12}？

45D：不用吃。

46PM：我们家还有三四瓶，那我能吃吗？

47D：你怀孕了吗？

48PM：我没怀孕。

49D：那你为什么要吃呀？

50PM：不是快过期了，扔了可惜嘛！

51D：那你给孩子吃上吧。

52PM：啊？

53D：你要是觉得扔了可惜，就给孩子吃上吧。当营养药吃就行了，吃 20 天歇 10 天，孩子恢复得会快些。

（注："D"表示医生，"PM"表示患儿母亲，数字表示话轮）

在例 6-4 中，医生和患儿母亲讨论了患儿的恢复情况以及后续的治疗方法。医生鼓励患儿母亲，表示患儿的恢复情况良好，并在患儿母亲提出患儿是否正常的问题之后给予了肯定的回应，表示患儿的身体情况已经基本正常。这样的交流方式让患儿母亲感受到自身的意见和感受被认可和重视。在例 6-5 中，医生与患儿母亲讨论了剩余药物的处理方式。医生指出患儿母亲没有怀孕，没有必要服用，反而给患儿吃是有益的。然后，医生提出剩余药物可以当作营养药给患儿服用，并鼓励患儿母亲说孩子会很快康复的，给予了患儿母亲正面积极的回答，这有助于增强患儿及其家属在治疗中的积极参与感。

综上所述，在以上两个案例中，医生在对话中肯定了患儿的参与合作表现，鼓励患儿母亲，并给予积极的回应和支持。通过鼓励患儿母亲参与医疗决策、尊重患儿母亲的意见和需求、共同制定治疗目标，并给予积极的反馈和支持，医生能够建立良好的医患合作关系，提高患儿母亲对治疗的满意度和治疗效果。这种学术化的医患互动方式有助于改善医患关系，为患者提供更加个性化和综合性的医疗护理服务。

（三）倾听与回应

在医患交流中，有效的倾听和恰当的回应是建立信任和良好医患关系的关键因素。医生应该给予患者充分的尊重和关注，倾听患者的陈述、问题和疑虑，为患者提供足够的时间和空间来表达自己的意见和感受。同时，医生还应该积极回应患者的问题和疑虑，提供清晰的解释和指导，确保患者能够全面理解医生的建议和制定的治疗方案。

在实践中，医生应该运用积极的倾听技巧，包括目光接触、肢体语言的配合以及简短的回馈，以表明对患者言辞的关注和理解。医生应该尽可能保持沉默，让患者充分表达自己的意见，避免打断或提前作出评判。通过倾听患者的诉求和需求，医生能够获得更多有关患者病情和症状的信息，有助于作出准确的诊断和制定准确的治疗方案。

【例 6-6】

1D：还行呀，就是语言落后，81 分在边缘上。

2PM：他之前也挺肯说的，当时测试也不说话了。

3D：两种情况，第一，他的适应能力不好。

4PM：哦。

5D：第二，也有可能是性格的事。

6PM：他以前一下楼就“奶奶好”和“阿姨好”，现在越大了也不叫了呢。让他叫他也不叫。还有，他能打疫苗吗？

7D：我给你说能打什么哈？除了百白破、乙脑和流脑。

8PM：百白破已经打了呢。

9D：打完了就打完了，如果现在还需要打就不打了。

（注：“D”表示医生，“PM”表示患儿母亲，数字表示话轮）

在例 6-6 中，医生通过倾听和关注患儿母亲的描述，展示了对患儿母亲困惑的理解。医生没有打断患儿母亲的发言，并给予患儿母亲充足的时间来表达自己的想法。在对话中医生表达了对患儿母亲所面临问题的关切，并进一步询问患儿的情况，以获得更全面的了解。通过倾听和理解，医生能够与患儿及其母亲良好沟通，让患儿母亲感到被尊重和关心。

【例 6-7】

20PM：哦哦。还有就是别人和他抢玩具的时候，他就气得咬手是怎么回事？

21D：没事。他所有的查的除了言语，其他的都在正常范围里面。那个总分呢现在是88.2分，高于85分，说明他虽然是一个边缘发育（的孩子），但是他在正常范围里面。所以你现在只需要正常管理，然后再加一些早教课。加一节就可以。

22PM：行。

23D：然后过两个月再来看看，复查一下。

24PM：哦，行。谢谢哈。

（注："D"表示医生，"PM"表示患儿母亲，数字表示话轮）

在例6-7中，医生以温和和有耐心的态度与患儿母亲进行交流，倾听她内心的想法，保持冷静和有耐心的态度，从而让患儿及其母亲感到被接纳，愿意和医生进一步交流，促进治疗的完成。

回应患者的问题和疑虑也是至关重要的。医生应该以平易近人的语言，向患者解释医学知识和诊断结果，确保患者能够理解自己的健康状况。在解答问题时，医生应该避免使用过于专业化的术语，而是采用通俗易懂的表达方式，以便患者更好地理解和接收信息。同时，医生还应该为患者提供清晰的治疗建议和指导，包括向患者解释治疗方案的目的、可能的风险和预期效果，让患者能够全面了解治疗过程和自己在其中的角色。医生应该尊重患者的意见和选择，与患者共同决定最合适的治疗方案，以实现治疗目标。

【例6-8】

2D：恢复得还不错，除了运动和语言，其他的都在正常范围里面。是不是又进步了？

3PM：进步了。上学又上了两个多月，早教啊，还有推拿。

4D：理论上来讲，不需要做那么多了。

5PM：推拿不用做了吧？

6D：推拿不用做了，他现在的运动在正常的低值上。

7PM：他爬还是不大会呢，有那么点儿意思，就是爬得不大好。

8D：你在家里训练他爬就行了，不需要再让别人训练他了。

（注："D"表示医生，"PM"表示患儿母亲，数字表示话轮）

在上述对话案例中，医生以关怀的态度回应了患儿母亲的描述，并鼓励患儿母亲说孩子的恢复情况很好。医生表达了对患儿的关爱，并强调后续的治疗方案。这样的对话展示了医生对患儿的关心，促进了医生与患儿母亲之间持续合作关系的建立。

综上所述，医生的倾听和回应在医患交流中起着重要作用。通过有效倾听患者的陈述和问题，并恰当回应患者的需求和疑虑，医生能够建立良好的沟通渠道，增进患者的信任和满意度，最终实现个性化的医疗服务。这种学术化的医患互动方式是提高医疗质量和患者满意度的关键步骤。

第二节　不礼貌或冒犯性的言语策略

不礼貌原则指的是在社会互动中，为了维护秩序和文明，必须遵守的一些规范、习惯和道德原则，通常包括尊重他人、不侵犯他人自由和利益、不损害他人尊严等内容。不礼貌原则的起源可以追溯到人类社会的形成时期，随着社会的发展和变革，不礼貌原则也在不断演变和完善。

古代可考的文化中，对于不礼貌原则已经有了明确的规定，如《论语》中“君子不以言举人，不以人废言”等说法，反映了对尊重和倡导言论自由的强调。此后，文化和伦理规范的发展贯穿了人类社会的整个历史，并在现代社会中发挥着至关重要的作用。

进入 20 世纪以来，随着全球化进程的加速和社交媒体等新技术的出现，不礼貌行为的严重性和广泛性越来越引起人们的关注。不礼貌行为不仅会影响人们的日常生活，还会影响社会信任度、社会团结和公共秩序等方面，因此研究不礼貌原则的发展历程和有效性显得尤为重要。

近年来，一些研究表明，不礼貌行为的出现与社会压力、竞争日益激烈、社会责任感不强等因素密切相关。同时，社交媒体的广泛普及，加剧了人际关系冲突，也给不礼貌行为带来了更多曝光。在不断变革的社会背景下，不礼貌原则也在不断发生变化。例如，随着多元文化的出现和社交媒体的普及，不同文化背景和社交网络日益交错，人们在尊重他人、倡导平等和保护隐私等方面需要更加注重。同时，许多不礼貌行为与社会不平等和歧视的问题密切相关，此时需要更加强调平等和尊重的原则，以缓解这些问题所引起的社会矛盾。需要注意的是，在低信任和低道德风险环境下，不礼貌行为和破坏公共秩序的事件也会频繁发生。因此，重视不礼貌原则的研究和管理对于维护公共秩序和社会发展来说显得尤为重要。

不礼貌原则的发展还受到社会制度、政策和法律等因素的影响。在大多数国家中，政府和社会各界逐渐认识到了尊重个人权利和维护公共秩序的重要性，因此，建立和完善法律制度、政策和行业标准等成为保障不礼貌原则的重要措施。这些制度和政策包括反歧视法律、公共场所的行为规范和职场道德标准等。同时，随着全球化的影响，越来越多的人开始意识到不同文化背景和行为习惯之间的差异。

不同国家和地区在不礼貌原则的制定和实施上也存在着不同方式和标准。例如，在一些亚洲国家，人们更注重尊重长辈和上司，并且更谨慎地表达自己的意见；而在一些西方国家中，人们更注重个人自由和权利，并且更敢于表达自己的想法和看法。这些差异既反映了不同国家和地区的历史、文化和社会背景，又提醒我们在跨文化交流中需要加强理解和尊重。

不礼貌原则在社会生活中发挥着至关重要的作用，它既可以保障个人权利和尊严，又可以维护公共秩序和社会稳定。随着社会的发展和变迁，不礼貌原则也在不断变化和完善，需要我们不断关注和加强研究。在医患会话等特定领域中，不礼貌原则的实践和运用更是具有重要的意义，需要更加引起我们的重视和关注。此外，在不同领域中，不礼貌原则也有着不同的具体内容和表达方式。例如，在医疗行业中，医患关系中的不礼貌行为不仅会影响医生和患者之间的信任和沟通，还可能直接影响患者的治疗效果。因此，需要通过建立长效的、双向的、关注患者需求的沟通机制，加强对医护人员的培训和管理，以促进医患关系的改善。保健话语和医疗咨询也是不礼貌原则的重要应用领域之一。在这些领域中，不礼貌行为可能会阻碍人们接受正确的健康知识和建立正确的健康观念，影响公众身心健康，甚至会给社会带来不良影响。

国外不礼貌原则的研究可以追溯到20世纪80年代。有学者（Blum-Kulka，Olshtain，1984）在一篇名为《请求和批评中的语言面子——一个比较研究》的文献中深入研究了不礼貌原则。这篇文献提出了一种基于社会交互和话语行为的分析框架，以研究请求和批评中面子的构造和维持。研究者通过讨论跨文化交际情境和语言使用，来探究人们在交流过程中如何维护自己和他人的面子以及涉及的行为和策略。

卡尔佩珀（Culpeper，1996）研究了拒绝、不接受和拒绝请求的说话行为，并对不同文化背景下的策略进行了比较分析。他发现，不礼貌行为的解释和评价往往是文化和社会的，而不是语言和语用的。还有学者（Kádár，Haugh，2013）研究了语言面子和不礼貌行为的受众感知。他们指出，面子、情感和情境是受众在理解和解释言语行为时需要考虑的主要因素。他们还讨论了审查批评和投诉表达中的不同线索，以理解读者或听众是如何感知、理解和回应不礼貌行为的。

在日常的人际交流中，不礼貌行为也是广泛存在的。有别于虚假礼貌的表达方式，不礼貌行为直接威胁或损害了受话人的面子。不礼貌原则最早由英国语言学家格里斯（Grice，1975）提出，他在《逻辑与对话》一书中进行了详细的论述。该原则包括四个方面：质准则、量准则、关系准则和方式准则。对这些准则的遵循使得交流过程更加顺畅、有效，并可确保沟通的准确性和正确性。在此基础上，许多学者对这个理论进行了完善。比如格里斯本人在其后续的研究中提出了“意图原则”和“协商原则”，并将这些原则统称为合作原则。此外，有学者（Traugott，Dasher）进一步探究了不礼貌原则的社会与语言学性质以及不同语境下的实际运用等。利奇（Leech，1983）提出了六项言语行为准则：得体准则、慷慨准则、赞美准则、谦逊准则、一致准则和同情准则。这六项言语行为准则成为不礼貌原则研究的重要理论基础。这六项准则指导了人们在交流中如何选择适当的言语行为。利奇认为这六项原则不是一成不变的，而是受到许多因素的制约和影响。

布朗和莱文森（Brown，Levinson，1987）将不礼貌原则定义为“违反面子需求”。在他们的理论框架中，面子是指人们在社会交往中的自我形象。他们认为，人们在交流中有面子方面的需求，即需要保持或增强自己的面子。因此，不礼貌原则就是指违反面子需求的言语行为。他们还提出了“面子理论”，其核心是“面子威胁”，即会影响面子的言语行为，如拒绝、批评等。

卡尔佩珀（Culpeper，1996）提出的五种不礼貌策略解释了说话人是以何种形式攻击对方的面子的：第一是直接不礼貌，即说话者的表达直接清晰，不含糊其辞，公开的不礼貌行为有意攻击了受话人的面子；第二是积极的不礼貌，这一策略是为了积极损害受话人的面子，如忽视、冷落对方，将对方排除在活动之外，使用加密语言、禁忌词等；第三是消极不礼貌，使用这个策略会损害受话人的消极面子，如恐吓、蔑视或嘲笑，将对方与负面事件联系起来；第四是讽刺或假装礼貌，这一策略采用了间接的方式，以看似明显但不真诚的礼貌策略让受话人知晓言论的实际内涵；第五是不讲礼貌，即说话者全然漠视礼貌在会话中的参与，在需要礼貌的地方保持沉默或不采取行动。

不礼貌的话语策略对人际关系的建设有消极影响，戈夫曼（Goffman，1967）提出了对面子构成威胁的三种行动：一是冒犯者意图公开侮辱对方，话语表现出恶意；二是偶然的冒犯，这种冒犯不是出于恶意，而是无计划但有预期的行动的附属品；三是不知情的冒犯，这种冒犯行为是无意发生的，且冒犯者对冒犯本身不知情。在特定的语境中，双方沟通不畅与语言上的不礼貌有密切的关系，不礼貌话语是双方意识的语言表达，其中暗含的情感变量深刻影响着双方会话的走向，而不礼貌的策略也不是独立存在的，它依赖于环境，并随着环境的变化而变化，在一个不礼貌策略出现的时候，其他不礼貌策略也有可能出现。

有学者（Watts，Ide，1999）在修辞间接理论中提出，礼貌和不礼貌行为是由听话人根据说话人的话语和言外之意获得的信息进行判断的。说话人使用修辞手段来对听话人进行暗示,使其理解说话人所想要表达的,而不是直接表达。修辞手段有助于解释如何使用言语表达某些信息。卡尔佩珀(Culpeper,2011)对不礼貌行为进行了很详细的研究。他认为,不礼貌行为包括两类情况:一类是对行为对象有意忽视、否定或嘲笑等的针对性行为;另一类是在人际互动中,对方没有给出讲述者预期的回应或反应时,讲述者所作出的负面反应。他还开展了多项实证研究,指出在不同的文化背景和社交场合下,人们对不礼貌行为的认可程度存在差异。还有学者(Bousfield,Locher,2018)认为,不礼貌行为不仅仅是对"面子需求"的侵犯,还包括对身体、性别、文化等多方面的进攻。他们对不礼貌行为的研究主要集中在医疗职场,指出医生和患者之间的不礼貌行为既可能对患者的健康治疗产生负面影响,也可能对医生和护士的长期职业发展造成不利影响。

综上所述,国外对不礼貌原则的研究主要集中在不同的理论框架下进行探讨,以及对不同场合下不礼貌行为的实证研究。这些研究形成了较为完整的理论体系和实证经验,为国内的研究提供了理论支持和借鉴。

在我国,对不礼貌原则的研究近年来开始受到越来越多的关注,在不同领域展示出了不同形式的研究成果。王鹏(2013)在语言面子和不礼貌行为研究的发展趋势中,回顾了国内外相关的研究及其发展历程,以探究语篇学、话语分析和语用学三个层面上的不礼貌行为及其与语言面子的关系。他认为,在社会变革不断加速的情况下,不礼貌是一种常见的社交缺失,是需要引起关注和加强研究的。宋冬(2018)分别从遵守和不满意的角度探讨了不礼貌行为的有效性效应,还讨论了不同语境和文化下的不礼貌语言行为对受众的影响,以及可能引发的社会问题。周洁(2020)针对医患交流领域的不礼貌行为展开过研究,以期切实减少医患沟通过程中不适当的语言。她对国内外相关研究进行了梳理,并结合医患沟通的具体场景,建议医患双方在语言上更注重礼貌和尊重。研究结果表明,加强对医患交流中不礼貌行为的研究,可为医患交流提供科学、规范的语言指导,促进医患关系和谐发展。

此外,在国内外相关研究中,还有一些方法和技术被广泛应用于对不礼貌原则的研究中。语料库语言学是不礼貌原则研究中的一种重要方法。语料库中包含大量的自然语言数据,通过对这些数据的分析,可以更好地理解不同语境下的不礼貌语言行为。王晓雯(2021)结合跨文化沟通和语料库语言学的理念,利用电影和电视剧剧本进行分析,比较了中英两种文化背景下的不礼貌表达途径,从语音、词汇和语法等方面进行了比对。视觉传达方面的技术也被应用于对不礼貌原则的研究中。例如,赵佳宜(2021)以视觉传达为研究方向,对跨文化交际中英汉语种的不礼貌行为进行了分析，将不同语言和文化背景下的不礼貌行为进行对比，结合非语言交际的视觉传达表现，深入分析了不礼貌行为的语用特征和文化传承。心理学领域的研究也为不礼貌原则提供了新的视角。例如，张炜华等(2019)探讨了自我控制相对效能对不礼貌行为的影响。通过问卷调查和实验分析，他们认为个体感觉自我控制效能越高时，其在语言交际中表现出的不礼貌行为越少。这一研究结果有助于揭示个体内部心理因素对不礼貌行为的调节和影响机制，为相关应对策略的制定提供了理论支持。

在医患会话方面，对不礼貌原则的研究也越来越引起关注。医生和患者之间的语言交际本质上是一种特殊的社会交往，需要在特定的语境中进行，同时要考虑到不同语言和文化背景下的差异。因此，对不礼貌原则的研究对于提高医生和患者之间的沟通效果和减少不必要的误解及矛盾具有重要的实际意义。张娟等(2020)探讨了保健话语中的不礼貌行为表现，他们以中文保健杂志为研究对象，将保健话语中的面子和不礼貌行为进行了分类，并比对了不同面子和不礼貌行为表现的发生频率和在语篇中的分布情况。邹睿等(2018)调查了不同医疗咨询中医生和患者的不礼貌行为表现。通过对办公室会诊、医生门诊和医生电话回访三种不同的场景进行观察和问卷调查，他们发现，医患交流过程中表现出的不礼貌行为可能通过聆听、非指责性反馈和提升社交技能等方式得以缓解。

一、保健话语

在医患会话中，保健话语是不可或缺的部分，它包括医生对患者进行健康教育、促进健康的建议以及指导等。在此过程中，对不礼貌原则的遵守更是至关重要的。下面笔者将通过对相关文献的研究，来探究不同学者对保健话语中不礼貌原则的思考和应用。

文森特(Vincent，2006)在其研究中指出，医生的保健话语必须遵循尊重、公正、客观、真实等礼貌原则。在对患者进行健康评估和指导的时候，不应该过于强调他们的错误，而应该通过鼓励和肯定来减轻患者的心理压力。同时，医生也应该给予患者足够的时间和机会进行提问和表达，以满足患者对于健康的需求和渴望。罗特尔(Roter，2002)也强调了医生在保健话语中的礼貌原则。他认为，医生在指导患者的时候应该倾听他们的需求和意见，并且尊重患者的信仰和文化背景。在此基础上，医生还应该向患者提供全面、真实、科学的健康信息，帮助患者正确了解疾病和治疗方式。同时，为避免与患者发生冲突和争执，医生还应该避免过于强硬或者“推销”自己的观点。巴克(Back，2009)研究发现，医生在对患者进行保健谈话时，应该遵循简洁明了、易于理解的原则。医生应该根据患者的实际情况来判断使用何种语言表达，并注重语调的变化，以使患者更容易接受。另外，医生在使用保健话语进行沟通时，要注意自己的语言和非语言行为，注意保持良好的态度和语气，给患者传递出一种友好、和蔼的形象。

保健话语交流不仅仅是医生对患者进行健康指导的过程，更是双方进行交流、沟通以及建立感情联系的过程。保健话语中对礼貌原则的遵守是很重要的，它能够帮助建立良好的医患关系，并提高患者的满意度，从而更有利于治疗疾病和改善健康状况。

胡泽慧(2017)在研究中探讨了医生在糖尿病保健话语中对礼貌原则的应用。其通过研究发现，在糖尿病患者保健话语中，医生需要使用易于理解、术语不复杂的语言，并注重语言的激励性。同时，医生还应该尊重患者的信仰和文化背景，让患者感觉到自己被关注和尊重，以此建立起良好的医患关系。在这个过程中，医生还需要不断地和患者沟通、互动，以便更好地了解患者的需求和病情。

刘园水(2016)等人从医生和患者的角度探讨了保健话语中的礼貌原则，并提出了具体的建议。从医生角度，他们认为医生需要注重语言的修辞和效果，让患者产生一种权威和信任的感觉；同时，医生还需要注重自我修养，保持良好的精神状态和情绪控制能力。从患者角度，他们提出患者需要容忍医生的过失和失误，尊重医生的专业判断和建议，并适当地表达自己对医疗的期望和需求。

在国内研究中，保健话语的学科交叉性也体现得比较突出。冯晓娟等人(2015)在研究中指出，护理人员作为医疗卫生团队的重要组成部分，也需要秉承礼貌原则，为患者提供全面的保健服务。她们认为，护理人员在与患者沟通时需要注意语言、表情等非语言行为，避免使用不尊重患者感情的语言；同时，护理人员还需要注重患者的心理健康状况，以此提升患者的生活质量。

由此可知，在保健话语中遵循礼貌原则是非常重要的。同时，随着保健话语应用于不同的领域和情境中，对礼貌原则的要求也会相应发生变化。因此，在实践中，需要针对具体情况进行分析和应用。而在医患会话中，医生和患者应该相互尊重、理解和支持，以此建立长期的合作关系。

二、医疗咨询

医患沟通是医疗服务中不可或缺的一环，消极的言语和行为往往给医患关系带来负面影响。因此，研究医患沟通中的不礼貌原则，对于提高医疗服务质量、改善医患关系具有重要意义。

在医患沟通中，不礼貌原则主要指威胁、侮辱、冷漠和猜疑。这些不礼貌行为会对医患关系产生负面影响。对于不礼貌策略在医患会话中的研究有定量和定性两种方式：定量是通过问卷调查等方式了解医患沟通中的不礼貌现象，定性则是通过观察和分析会话内容来探究医患沟通中的不礼貌行为。

不礼貌原则是一种基本的人类交际规范，从起源到现在经历了长期的发展与演变。在这个进程中，国内外学者都开展了相关研究。国外研究主要集中于跨文化比较和对行为表现的探讨，国内研究则聚焦于特定场景下的表现和文化差异。这些研究结果表明，不礼貌现象具有广泛的应用价值，尤其在医患会话中应用潜力更为巨大。医疗咨询中的不礼貌行为会导致医患之间的信任破裂和医患关系的恶化，因此应该重视医疗行业中的不礼貌问题，加强医患沟通中的礼貌和尊重，从而提高医疗质量和医疗效果。

三、直接不礼貌策略

在医患会话中，急诊室常有直接不礼貌行为的发生，但这种直接不礼貌行为与医患会话的语境相关，因此需要更加具体的解释。在例 6-9 的医患会话中，患者为一对夫妻，因为车祸两个人受伤严重，被地方医院的救护车送到某医院急诊室。

【例 6-9】

1D：受外伤怎么上这里来了?！受外伤怎么上这里来了，不是有南院吗?

2S：这边有熟人给他打电话了。

3D：给谁呀?

4S：那我不知道，他们家属说的，自己联系的。

5D：有骨折吗?

6S：没有没有。

（注："D"表示医生，"S"表示地方医院医护人员，数字表示话轮）

在抢救车推进急诊室的时候，医生看到外伤严重的患者，立刻质问送患者来医院的医护人员。在紧急情况下，说话者可能会把注意力集中在信息的命题内容上，而很少注意所说的话的人际方面（Thomas，1995）。作为地方医院医护人员，应当对当地各个医院不同职能分院的地理位置有常识性的认知，于是医生提高音调反问对方两遍。霍尔姆斯（Holmes，1984）在讨论言外之意的修辞时指出，重复本身就是一种修辞，它能够增加重复的言语的力量，因此也强调了对说话对象的消极态度。医生在会话一开始的重复体现了医生加剧了和地方医院医护人员的冲突，这种累计的不礼貌策略直接攻击了地方医院医护人员的面子，但是双方的会话并没有陷入僵持，地方医院医护人员没有选择以冲突的方式和医生对抗，而是配合医生尽可能客观地描述患者的状态。医生利用造成对方面子损伤的短期目标，来实现挽救患者生命的长期目标。

在这个过程中，不能单独分析医生直接不礼貌的话轮，而是应当将其放在实际语境中，以当时的整体情况看待医生的话语。直接不礼貌策略的使用使在场的人员意识到了事情的严重性，医生快速确定了患者的状态后，保持强势立场不接收患者，因为这里无法为患者提供外科手术治疗，患者在转院后才能得到妥善的治疗，直接不礼貌策略在这段医患会话中虽然损害了受话人的面子，却保障了患者的生命安全。可以看出，在医院这一特殊的公共场所，不礼貌策略的选择既要在语境下分析，同时也要考虑双方会话的意图和最终目的。

【例 6-10】

71D：你是他什么人？

72N：我是俺孙女的爷爷。他们一块儿上学的。

73D：我问你和患者什么关系？

74N：和患者是一种庄邻。

75D：庄邻？是你小孩儿给那个小孩儿挤的是吧？

76N：嗯。俺小孙女一关门（被打断）

77D：你别跟我说话了，叫他家里人过来。

78N：行。

79D：你担不起这个责任。

80N：不是，他（被打断）

81D：他家里人，叫他爸爸妈妈过来。

82N：他（停顿）只有妈妈在这里，爸爸不在这儿。

83D：嗯，让他妈妈过来。打电话给他爸爸说。

84N：让她过来。

85D：你这开什么玩笑啊！你又不是他家里人，你又不是他爷爷，跑这儿来跟我说要截手指头。

（注："D"表示医生，"N"表示患儿邻居，数字表示话轮）

例 6-10 的门诊会话是医生实施积极不礼貌策略与直接不礼貌策略相结合的典例，可以看出医生与所谓的"患儿家属"已经进行了相当长一段时间的交流。在急诊室相对嘈杂和人流量密集的环境下，医生专注于判断患儿的伤势，并尽可能全面地向"患儿家属"讲述最适合患儿的手术方案，但是"患儿家属"选择了漠视患儿身体健全的“便宜”的方案。医生意识到对方并非患儿家属后，态度也随之转变。在第71、73、75话轮，医生以质问的语气连续向患儿邻居确定实际情况，攻击了对方的面子。在猜想得到证实后，患儿邻居想讲述事情的经过，但被医生直接打断，患儿邻居的面子持续受损后，仍然希望与医生沟通，希望能够以迂回的话语“粉饰”患者受伤的严重性。医生在第79话轮给予警告，并在第81话轮继续打断对方并重申自己的立场，患儿邻居此时态度发生了转变，在犹豫后说出实情，但仍然想参与到患儿治疗方案的选择中，医生在察觉端倪后就不再顾及对患儿邻居的礼貌，并无视了其在话语中的情感表达。经过短暂的交涉，患儿邻居没有继续与医生周旋，而是让周围的人把诊室外的患儿母亲叫进来。在这个过程中，医生的道义感和态度最终占了上风，直接不礼貌与积极不礼貌策略的联合使用在短时间内击溃了患儿邻居的面子，医生有意识地选择使用不礼貌策略，而不是心平气和地与患儿邻居对话，由此不难看出，不礼貌策略的使用虽然在文字层面上是一种无礼和消极情感的传递，但结合患儿的实际情况并代入完整的问诊流程，不礼貌策略的实施反而是为了保障患儿的权益不受侵犯，提升了整体会话的效率。

四、积极（消极）不礼貌策略

消极不礼貌策略也出现在一些医患会话的过程中，当医生选择使用消极不礼貌策略的时候，患者一方的会话空间会缩小，但这更常出现在与年龄较小的儿童患者对话的过程中。孩子对医院会有无助恐惧感，在就诊过程中往往会失声大哭或抗拒检查。由于医护人员与儿童患者的距离感无法在短时间内消除，所以医生会调用消极不礼貌策略转移患儿的恐惧，从而使患儿平静下来，配合医生的检查和提问。在例6-11这段医患会话中，医生将患儿的哭闹和打针进行关系捆绑，患儿在接收到医生的信号后立刻停止了哭闹，配合医生的检查和提问。

【例6-11】

22D：现在看没那么严重的哈。

23P：呜呜（大哭）妈妈，不打针！

24D：谁说给你打针的？哭的小孩才得打针。

25P：（哽咽）

26PM：听见叔叔说的了吗？

27D：对呀，不哭就不用打针了。手能抬起来吗？

28P：嗯。

（注：“D”表示医生，“P”表示患儿，“PM”表示患儿家属，数字表示话轮）

患儿由于玩耍时大人没有在旁边看护而不慎摔到手肘，医生想确认患儿的情况，但出于对医院和打针的惧怕，患儿一进诊室就哭闹不止。患儿本身是不需要打针的，但医生在第 24 话轮顺着患儿哭闹的状态，以患儿恐惧的打针进行因果联系，即哭闹的孩子需要打针，这一不礼貌策略的使用攻击了患儿的消极面子，患儿理解了医生的信息后，为了避免打针，很快调整了自己的情绪，在接下来的对话中配合医生检查。医生的“恐吓”虽然在言语上攻击了患儿的消极面子，但是就整个问诊流程而言，却起到了一定的推动作用。医生根据经验和对患儿的综合判断选择使用消极不礼貌策略，这是为了确保医患会话的有序进行。

五、讽刺

假装礼貌策略在医患会话中的表现与医患会话的整体语境有很大的关联。假装礼貌或讽刺的策略说明在此之前的会话双方关系出现了破裂，讽刺是通过语言内部和外部的不匹配呈现的。格里斯（Grice，1975）认为讽刺语句可以被理解为说话者透明的不真诚，其根源有两种可能，一种是命题层面，另一种是言外之意层面。第一种情况发生在说话人打破自信行为的真诚条件时，其结果是产生相反意义的效果；第二种情况发生在说话者的言语表达被分解成另一个言语行为时，其后果可能是否认其言外之意或出现另一个言外之意（Haverkate，1984）。讽刺避免了会话双方的直接冲突，但是对攻击对方面子却能发挥极大的功效。利奇（Leech，1983）认为讽刺策略是一种微妙的机制，即说话者为了避免冲突而假装友好进行批评的一种手段，是一种“缓和剂”。对于这种解释，要同时考虑受话者和语境，受话者是否理解话语的言外之意、对言外之意的态度都因人而异。医患会话中的讽刺/虚假礼貌策略，常出现于会话中期，医生使用这一策略能够避免与患者的直接冲突，但同时以含蓄的形式向患者提出建议或批评，以弱化自己言语行为传递的消极情感。

【例 6-12】

23P：他说去一点儿就行。

24D：他没做谁都会说这个话。我说我还能保住呢！要不然你让他下来做。他说不用去，他下来做了吗？他知道里面什么样吗？你明白我的意思吗？

25P：明白。

26D：很可能只留下一点儿，那这样你大拇手指头的功能性就会很差。你要是能接受这个事，你就去交费我给你做就行了。得去不少，你这个正好是斜性骨片。你这个又是斜的。

（注：“D”表示医生，“P”表示患者，数字表示话轮）

在例 6-12 的医患会话中，可以看到医生在第 24 话轮使用了多种不礼貌策略，以应对患者对当前自己受伤程度和处理方案的理解偏差。患者以先入为主的印象认为值班医生的建议是可以直接实现的，但忽视了自己受伤的实际情况；医生没有立刻解释，而是首先以直接不礼貌和讽刺策略否定了值班医生对患者病症处理的解释，以夸张的描述让患者客观理性地意识到自己伤口处理的复杂性。医生的言外之意是患者的情况不是值班医生简单几句话就可以处理好的，而是有损伤一定手指功能的风险。如果医生直接以第 26 话轮的解释与患者沟通，恐怕患者并不会完全理解医生的处置方案；而医生对不礼貌策略的使用让患者的面子受损，患者通过医生的情绪变化而动摇自己之前的观点，此时患者将注意力回归至对治疗方案的商讨，医生在接下来的话轮中以详细的解释帮助患者在最大限度上作出对自己有利的选择。

六、不讲礼貌

不讲礼貌实际上是打破日常交际中的礼貌管理而实施的不礼貌策略，即在应当礼貌的语境不讲礼貌，环境与言语行为的碰撞导致受话人面子的损伤。在医患会话的开始和结束阶段常见这种不礼貌策略的使用，说话者的真实意图也随实际情况的影响而有所不同。

【例 6-13】

1PM：医生你好，我的孩子是在这边住院的，想来开一个诊断证明，上次就是您看的。

2D：诊断证明？我看一下单子。

3PM：这些就是您给看的。因为这个需要回家办一个特殊病卡。

4D：最近一次发育评估是多少分？

5PM：嗯，最近没做。

6D：你得先做，因为现在已经 8 月多了。

（注："D"表示医生，"PM"表示患儿家属，数字表示话轮）

例 6-13 中的医患会话发生在会话开始阶段，患儿母亲使用礼貌用语向医生问候，并提出自己带孩子来问诊的目的，医生没有按照社交礼仪回应患儿母亲的问候，而是直接就患儿母亲的需求展开回复，在接下来的话轮中也围绕这一主题进行沟通。医生忽视礼貌并不是为了攻击患儿母亲的面子，而是期望提高会话效率，以解决患儿的问题为目标与患儿母亲沟通。然而，医患会话中的双方也会呈现错误的合作态度，如果双方不能在短时间内达成和解，那么消极情感对接下来的会话就会产生不利影响。

【例 6-14】

4D:你挂号了吗?没挂号的话先去挂一个哈。

5P:你先给看着呗。

6D:先看着也得挂号哈,你看后面排着的不都是挂号过来的吗?

7P:噢噢,让小孩过去了,排队的。

(注:"D"表示医生,"P"表示患者,数字表示话轮)

在例 6-14 的医患会话中,患者没有挂号就直接向医生说明自己的状况,但医生没有患者的挂号信息,所以无法给患者做病情记录,于是在第 4 话轮医生提醒患者需要先挂号再排队,但是患者没有接受医生的提醒,弱化挂号和看病之间的必要联系,希望医生能够继续给自己提供治疗建议,攻击了医生的面子;医生在第 6 话轮继续解释,并对比患者与其他患者的行为告知其正确的看病流程,此时患者意识到自己的问题所在,双方就挂号和看病的讨论告一段落。

对于医疗咨询中的不礼貌行为,可以通过以下措施进行改善。首先,医生必须确保自己的行为符合职业规范和伦理标准,如尊重患者人格、权利和隐私等;其次,医生在面对患者的质疑和不满时,应表现出耐心和同理心,并尽可能提供合理的解决方案,以减少或避免不良后果;最后,医生应养成认真倾听和提问的好习惯,以获得患者的信任和理解。

对患者而言,他们应该尽可能提供准确的病史信息和症状描述,与医生进行良好交流,以便获得更好的服务和治疗效果。同时,患者也应该了解和尊重医生的治疗决策,并积极参与治疗进程。

在医患沟通中,不礼貌行为的对策主要包括三个方向:沟通技巧、专业道德和关怀沟通。沟通技巧包括聆听技巧、非语言沟通和适当的话语表达等;专业道德是指医生对患者的尊重和关注,如尊重患者的人格、隐私和自主权等;关怀沟通则是通过关怀和支持来增强患者的心理适应性,促进疾病康复。

总之,医患沟通中的不礼貌行为会给医患关系造成负面影响,因此研究如何避免和应对不礼貌行为,通过改善医患关系提高医疗服务的质量,已成为一个值得重视的问题。

第三节　本章小结

礼貌与尊重的言语策略在医疗沟通中具有卓越的价值。礼貌语言的使用反映了医生对患者的尊重和体谅，在医疗环境中，患者通常处于脆弱和焦虑的状态，因此言语的礼貌性尤为重要。称谓语和礼貌用语的运用有助于缓解患者的紧张情绪，增进医患之间的信任和共鸣。此外，医生通过积极肯定患者的合作和努力，将患者视为医疗决策的合作伙伴，能够建立更强的互信关系。这种积极互动不仅提升了患者的满意度，还促进了治疗依从性，进而对医疗过程产生积极的影响。

在医患互动中，不礼貌或冒犯性的言语策略潜在地带来了诸多问题。对不礼貌理论的研究强调了这一问题的严重性，因为不礼貌的言语策略可能严重损害患者的自尊心，导致医患关系破裂。直接不礼貌策略包括侮辱、指责和辱骂等有意伤害性的言辞和行为，这些策略直接破坏了医患之间的信任和合作。积极和消极的不礼貌策略同样可能引发不良后果。积极不礼貌策略包括挑衅和冲突性言辞，而消极不礼貌策略包括冷漠和忽视。这些不礼貌策略可能让患者感到不被尊重和被忽视，进一步降低患者的满意度和治疗依从性。讽刺策略也属于不礼貌的言语策略，讽刺的言辞可能让患者感到被羞辱和受伤，使医患之间的信任和合作受到极大的影响。

不讲礼貌的言辞和行为可能对患者产生长期的负面影响，使他们对医疗体验感到非常不满意，甚至可能引发法律诉讼。在这一背景下，礼貌性培训和沟通技巧的介绍就十分具有必要性。医生和医疗从业人员需要接受培训，以提高他们在医患互动中的言语策略和沟通技能。培训不仅有助于医生更好地理解患者的需求，还有助于医生为患者提供更为敏感和贴心的医疗服务。倡导医患关系中的相互尊重和理解也至关重要。医患关系必须建立在信任和尊重的基础上，而不礼貌的言语策略将严重阻碍这一进程。因此，医疗机构和从业者应当致力于创造一个支持性和礼貌的医疗环境，以提高医患关系的质量，增强与提高患者的信任感和满意度，最终达成更好的医疗效果。在医学实践中，言语策略的选择和运用不仅是一种技巧，更是一种伦理和专业的表现，对医患关系和患者的健康状况都有深远的影响。对言语策略的深入了解和有效运用，是医疗从业者不可或缺的素养。

第七章　研究结论

本书以笔者带领的医患语料库团队收集的真实医患会话为基础，从会话分析及语用学研究视角出发，探讨了医生与患者在门诊互动中会话身份的建构以及双方言语策略的选择和规律，获得了一些有意义的发现。本章共由三节组成，分别是本书的主要研究成果、研究的主要贡献以及研究的不足与展望。

第一节　主要研究成果

医患关系是医疗实践活动的基础，医患会话是洞悉双方交际互动的关键途径。研究发现，以患者为中心的就诊模式以及医患共享决策已成为当今医患互动的趋势，互动双方的会话身份和交流中使用的言语策略发挥了重要作用。为此，通过梳理医患会话语境下双方身份建构的情境性和可变性，我们为本书建构了门诊语境下的医患互动分析框架，从而解释和说明了医患双方的身份变化及策略使用。医患会话的情境性涉及会话发生的特定环境和条件，包括医疗场所、患者的病情、医生的专业领域等因素；可变性则是会话内容和特征在不同情境下或不同医患交际中可能发生的变化。医患会话的可变性表现为医患会话的多样性，即不同的会话中医患双方采用不同的言语策略、表达方式和情感表现，医患双方作为互动的参与者，通过言辞与行为交织出多重的会话身份。在本书提出的分析框架下，医生和患者的会话身份在交流中通过单个或多个言语策略的组合表现出来，会话的权威性和协商性也会因双方建构的不同身份而有所差异。

从对医患双方会话身份的实例分析来看，本书以 16 名医生共计 221270 字的医患会话语料为基础，分析了医生和患者在门诊语境下建构的会话身份类别以及双方建构不同会话身份时使用的言语策略特点及人际功能。医生在互动中建构了四类会话身份，分别为专家身份、顾问身份、伙伴身份和教育者身份；患者则在会话中建构了信息提供者、咨询者和决策者三种会话身份。医生在建构专家身份时会选择性使用专业术语，根据统计得出的医生专业术语索引频次可以看出医生专业术语的使用分布。专业术语的使用让医生能够传达复杂的医学概念和信息，增加了医生的权威性和专业形象，使患者更倾向于相信医生的建议和治疗方案。此外，医生在承担顾问的会话身份时使用了直接回答问题、解释治疗建议、提供关于伤情的建议、强调注意事项、考虑患者特殊情况、强调轻重缓急和确认患者的理解七种言语策略，顾问身份的功能包括倾听和尊重患者的意见、共同制定治疗方案以及与患者共同决策医疗选择。在医患会话中，医生建构顾问的身份是为了更有针对性地向患者传递信息，因此医生的顾问身份和患者建立的共识性更强，满足了证据建构模式的会话模式。医生在建构教育者和伙伴两个会话身份时也是如此，都充分考虑了患者的会话参与积极性，提高了双方的会话协商性。作为伙伴，医生与患者建立互信和共鸣，共同面对健康挑战。伙伴身份的功能包括建立情感联系、表达对患者的关心、共享治疗的责任以及鼓励患者积极面对疾病。研究发现，医生建构伙伴的会话身份多存在于和儿童及老年患者的医患互动中，这有助于减轻患者的焦虑和孤独感，促进情感支持和后续的康复治疗。对于医生建构的教育者这一会话身份，主要出现在患者问询、患者不理解治疗方案以及医生给予引导性意见三个阶段。医生向患者提供教育性信息、解释医学术语、指导患者的生活方式和自我监测，有助于患者更全面地了解和管理自身的健康问题，更好地管理慢性疾病，预防疾病的发生并改善整体的健康状况。

作为医患互动中的另一方，患者在交际中扮演着信息提供者的角色。作为信息提供者，患者会向医生提供有关自身健康状况和症状的信息（如症状描述、病史、生活方式、家族史、心理和情感状态等），以协助医生进行准确的诊断和制定治疗方案。从患者视角出发的会话身份的建构和表现也是医疗决策的重要依据，因为医生需要依赖患者提供的信息来综合判断。患者在会话中建构咨询者身份实际上也是患者认识问题和主动寻求帮助的过程。患者的主观能动性让患者认同和接受自己作为咨询者的身份，主动向医生提出问题和疑虑，寻求专业的医疗建议和指导。这种积极的参与促进了医患之间的开放性沟通，帮助患者更好地理解自身的健康问题并选择最优的治疗选项。患者与医生建立信任的合作关系，共同探索如何面对和处理患者的病症。学习技能的过程也涉及患者的主动参与和患者参与治疗的积极性。患者通过学习技能，能够更好地掌控自己的健康状况。此外，患者在会话中的决策者身份要求他们在医疗选择和治疗方案中作出决策，决策包括权衡不同的治疗选项和风险。患者作为决策者参与会话通常不是一蹴而就的，而是一个动态的变换过程。当患者作出决策后，医患对话会朝着双方的共同期待继续进行，而决策后的会话则推进了患者的咨询，进一步讨论、解释和消除患者可能出现的问题、疑虑或矛盾。医生和患者在互动中建构的会话身份是动态变化的，但会话身份本身具有内部稳定性，在医患交际的过程中，医生根据不同患者的情况和需求灵活地调整自己的会话身份，以保证会话有序开展。患者也会积极参与医疗过程，以解决自己的问诊需求为导向和医生展开讨论，发挥他们在医患互动中的关键作用。

从医生与患者言语策略的选择与使用来看，不礼貌策略的使用对医患会话的影响也有所差异。语言自我调节的总趋向满足了社会不同方面的人和不同方面的和谐矛盾共处的交际、思维和认知的需要。在医院这一特殊机构的场景下，医生与患者的对话能否顺利推进，在某种程度上取决于双方在充分理解对方显性语言的情况下能否敏锐地察觉到对方言语之下的潜性语言。合理预判和转化与忽略潜性语言信号将会对医患会话产生不同的影响。礼貌与尊重的言语策略可通过多种方式实现，包括礼貌语的使用、适当的称谓语的选择、肯定患者的合作以及积极地倾听和回应。在医患互动中，礼貌策略的运用有助于建立和维护医患关系，使患者感到受到尊重和关心，从而增强了医患互动的效果。医患互动中出现的不礼貌或冒犯性的言语策略包括直接不礼貌、积极不礼貌、消极不礼貌、讽刺和不讲礼貌五种。不礼貌策略的使用对于整体医患会话而言并非全部起到阻碍作用，在医患会话的具体语境下，不礼貌策略的使用对引起患者或医护人员的注意、修正患者的错误观念、管理儿童患者的情绪和提高医患会话效率具有一定的作用。尽管不礼貌策略伤害了患者的面子，但通常是出于对患者的关切，是医生以患者的利益和健康为出发点对患者当时当刻状态与医疗情境的应对和处理。

第二节 研究的主要贡献

首先，本书的主要贡献体现在对医患会话语境下医生和患者会话身份的建构作出了较为深入和全面的分析，为研究医患关系和医患互动提供了新的研究视角。研究以医患会话语料库为基础，通过会话分析和对医患双方言语策略的解释，详细探讨了医生和患者会话身份建构的复杂性，加深了大众对医患互动的理解。结合前人的研究和医患会话的实际语境，笔者建立了医患会话身份建构的动态嵌合分析模型，阐述了身份建构过程中的情境性和可变性，揭示了医患会话身份是如何在医院门诊这一特殊语境下动态塑造的。

其次，在医患互动中身份建构的动态过程章节，基于医患会话身份建构的动态嵌合分析框架，笔者详细分析了医生和患者建构的主要会话身份及功能，拓展了对机构会话中参与者身份研究的视野。通过分析医患双方在互动中的语言选择、话语风格和交际策略，笔者研究论证了双方会话身份的情境性和可变性，医生在这个过程中建构了专家、伙伴、顾问和教育者的会话身份，而患者建构了信息提供者、咨询者和决策者的会话身份。通过对医患双方建构的不同会话身份以及建构不同身份时使用的言语策略进行分析和总结，对于改进医患关系和提高医疗沟通的质量具有实际意义。

再次，对于医患互动中话语策略的选择与使用，本书以言语的不礼貌策略为切入点，分别对医患会话中出现的礼貌与尊重的言语策略和不礼貌或冒犯性的言语策略进行了分析，其中包括医患双方言语行为的语用特征以及策略的具体表现形式。笔者不仅详细审视了个别会话中这些策略的使用，同时也对会话中出现的言语策略进行了定量统计并阐述了其规律，以验证自己的发现和医患会话内部的变化趋势。研究较为详尽和系统地归纳了医患互动语境下的不礼貌策略的使用及其对会话进程的影响，不仅丰富了研究医患互动的理论基础，还为实际的医疗沟通策略提供了更加深刻的见解。这对于理解医患互动中的言语策略具有重要学术和实践价值，并为制定切实可行的医疗沟通策略提供了坚实支持。

最后，本书打破了大众对“医生—患者”线性一元身份的传统思考方式，为理解真实医患关系提供了有价值的借鉴。从内部来看，医患会话是一个话轮交替并围绕患者实际情况以时间维度展开的动态变化过程，从外部来看则揭示了医生和患者两个群体就患者的不同病症在各个科室门诊展开的互动交流。以真实医患会话语料库为依托，以定性和定量的方法进行分析，能够更加全面、综合地描述和解释这一复杂的医患互动过程，研究结果也更具普适性。就医患会话而言，本书能够帮助人们深刻理解医疗从业者和患者群体的语言交际。医患会话的目的始终围绕患者的病情阐述、治疗方法及康复流程展开，在这个过程中，双方不仅需要关注有效信息的传递，还需要特别关注言语行为的表达是否被正确地接收。本书对典型医患会话进行了分析和解释，为理解医生和患者在不同会话阶段的身份建构和言语策略使用提供了清晰的示范，为提升医患交流的质量提供了实践启示。

第三节　研究的不足与展望

本书主要对门诊对话中医患双方的会话身份及言语策略进行了分析和研究，

尽管在研究过程中，笔者已经努力从语用学和会话分析视角深入探讨门诊对话中的医患互动，特别是关于医患双方身份建构和言语策略的动态性，然而，笔者也认识到本书存在以下不足之处，需要在今后的研究中加以改进。

首先，本书的语料虽然通过实时录音的方式采集，具有一定的普遍性和代表性，但基于语料库的延时补充和建设，我们承认这并不能涵盖门诊对话的全部情境。因此，未来的研究将基于现有语料的数量和种类持续完善医患会话语料库，以更全面地反映医患互动的多样性。特别是，我们可以进一步研究不同门诊类型、疾病种类和医疗环境下的医患对话，以深化我们对医患双方会话身份建构和言语策略的理解。

其次，本书在变量的选择方面还有提升的空间。基于定性和定量相结合的分析方法以及大样本数据的语料支持，未来的研究可以考虑引入更多变量，如医生和患者的性别、年龄、专业背景，以及涉及的疾病类型等，进行交叉统计研究，以更全面深入地理解医患互动中会话身份建构的复杂性和动态变化。另外，医患双方建构的每一种会话身份是如何在医患会话序列中分布的，也是值得探讨的问题，今后可以通过对多个完整问诊流程的定量描述，发现医患双方会话身份的规律性结构分布并对此展开解释。

再次，还可以发掘医患互动中更多的言语策略以及这些策略的使用对医患会话的进程产生了何种影响，医患双方建构会话身份时选择的言语策略以及不礼貌策略只是其中的一部分，医生和患者群体的差异性和医疗语境的独特性为言语策略的多样性提供了丰富的研究空间，不同的医疗情境，如门诊、急诊、手术室等，可能导致不同的策略应用。未来的研究可以更详细地审视这些差异，追踪言语策略在会话不同阶段的演变，以深化我们对医患互动中言语策略的理解。

最后，在真实医患会话语料库研究的基础上，希望未来的研究继续扩大广度和深度。对于心理门诊的医患互动，可以关注医生与患者沟通时使用的干预策略。通过识别和分析医生如何采取不同策略来应对抑郁症患者的独特需求，可以深入研究抑郁症患者在医疗会话中的语言特点和交际需求。对于抑郁症患者通常表现出的不同寻常的沟通模式，如对中心事件的消极阐述、语言体现的情感回避等，未来的研究可以集中在了解患者的叙述特点和医生的干预策略上，以帮助大众和医疗从业者更好地理解和支持抑郁症群体，为他们提供更有效的医疗服务及指导。同时，笔者期待更多学者的加入，共同深化对医患互动中身份建构和言语策略的研究，在这一领域取得更多有意义的发现。

附录一　心理门诊语料及语料标注

本附录使用的语料标注如下：

(1)话语被打断用“▼”“▲”标注。

(2)主动停顿用“⊙”标注。

(3)话语突然结束用“|”标注。

(4)话语重复部分使用“[”“]”分别标注重复起始、结束的位置。

(5)话轮重叠部分使用“{”“}”分别标注重叠起始、结束的位置。

(6)话语延长用“＝”标注(每延长一个音节,使用一个“＝”标注)。

(7)笑声用“@”标注。

(8)哭声用“ˆ”标注。

(9)话语省略用“……”标注。

(10)句末加重语气用“!”标注。

(11)话语更正用“()”标注。

(注:为尊重原始资料,除极个别明显语法错误外,本语料未对原始对话进行修改)

语料一

（患者女性，13岁，就医原因：辍学、自杀倾向）

医生：看什么样的书？

患者：印象深的……嗯＝＝呵呵。

医生：哪本书印象比较深？

患者：嗯＝＝

医生：或者哪个人物印象比较深？你比较喜欢哪个人物？

患者：嗯＝＝喜欢……嗯＝＝不知道。

医生：嗯？

患者：没有特别喜欢的。

医生：哦，哪本书看起来比较有兴趣？

患者：嗯＝＝《红楼梦》吧！

医生：哦，《红楼梦》。那《红楼梦》里哪个人物是你▼

患者：▲《红楼梦》里面。

医生：嗯，记忆比较深刻的？

患者：记忆比较深刻|

医生：（沉默）

患者：记忆比较深刻的就是＝＝嗯＝＝记忆比较深刻的。薛宝钗。

医生：哦，薛宝钗。薛宝钗这个人物有哪些特点？

患者：嗯＝＝就是＝＝她吧，就是＝＝显得，就是显得比较为别人着想。

医生：为别人着想。

患者：但是她有时候也会＝＝就是，嗯，也都是为自己做的事。

医生：嗯。

患者：然后呢，比较亲和，然后呢▼

医生：▲比较亲和，嗯。

患者：嗯，比较亲和，就是和别人的交涉不像林黛玉那样，然后呢＝＝嗯＝＝比较就是，林黛玉就是对人或者对事就是按照自己的心的，然后还有就是＝＝

医生：林黛玉就是都按照自己的角度去（做）。

患者：对。

医生：对人对事，薛宝钗就是能够照顾到其他人。

患者：嗯。

医生：适应环境能力更强一些，是这个意思吧！

患者：嗯。

医生：还有呢？

患者：还有就是，她能就是……为了自己想要的目的，然后就是去做；而林黛玉就是没有那种特别有心机，她就是比较直肠子，林黛玉就是比较直肠子。

医生：噢，这个薛宝钗就是比较灵活。

患者：嗯。

医生：就是有目标，但是也有手段，那个意思，是不是啊？

患者：嗯，嗯。

医生：这个……相对来说，这个林黛玉就是太平直了，太直接了。

患者：嗯。

医生：那这两个人物让你想到了什么？

患者：没想到什么。

医生：嗯？

患者：没想过。

医生：你觉得从这两个人物身上你会学到什么东西？它给你什么样的启示？

患者：启示……启示就是，对于林黛玉来说就是，嗯，就是，即使跟你有再亲关系的人，他也会有骗你的时候。

医生：[嗯，嗯，嗯]。

患者：然后呢，对于……

医生：薛宝钗呢？

患者：对于薛宝钗来说的话，她是，来说的话……

医生：嗯？

患者：不知道。

医生：宝钗是你欣赏的一个人物。

患者：就是她做事吧就是比较……

医生：做事怎么了？

患者：就是比较能考虑到别人。

医生：嗯，比较能考虑到别人。

患者:然后呢,她就是直肠子,什么事就写在表面上。

医生:你也希望,你希望你的,希望你的生活中的谁变得像宝钗那样?

医生:你希望你成为宝钗那样的人吗?

患者:嗯。

医生:能谈谈,谈谈你自己吗?你希望能成为一个什么样的人?

患者:不知道。

医生:宝钗,首先,我知道她有一个目标,是吧!而且她一直围着那个目标在奋斗。

患者:嗯。

医生:你对你的未来是怎样想的?

患者:(没说话)

医生:没想过?

患者:嗯。

医生:你想过一种什么样的生活?

患者:安逸吧,然后就是没有人争吵。

医生:安逸,没有人争吵。

患者:嗯。

医生:你害怕争吵?当别人发生争吵的时候你什么感觉?

患者:烦!

医生:很烦?

患者:害怕。

医生:害怕,你害怕什么?

患者:就是害怕他们打起来。

医生:害怕他们打起来。哦,当别人争吵的时候你害怕,烦,害怕啥,害怕他们打,打的结果会出现什么?

患者:就是,可能就是对受害者,然后造成一定的伤害吧!

医生:一定的伤害是指什么?

患者:也可能就是身上的,然后呢,就像那些被家暴的人,然后就是不敢去。

医生:被家暴的人。

患者:对,她就是不敢去告,然后呢▼

医生:▲不敢去告?

患者:对。

医生:很委屈?

患者:对,可能就是在其他的,就是那些,嗯,就是,就是比较强势的那一方面,她可能就是,自己现在的,嗯,自己现在的东西,所占有的东西,就去强迫别人。

医生:哦,你害怕和一些强势的人在一起?

患者:有时候吧。

医生:有时候,嗯。你在学校里有没有遇到过这样的事情?在学校里、在家里有没有遇到让你害怕、恐惧的人?

患者:有。

医生:谁?说一说,是在学校里还是在家里?

患者:都有。

医生:都有?那先说在学校里。

患者:在学校里的话就是怕,就是我们班长吧!也是一个纪律委员。

医生:班长?男的女的?

患者:女的。

医生:女的?

患者:嗯。

医生:很凶吗?

患者:嗯。

医生:你是怕她的表情,还是怕她的声音,还是怕她的什么?

患者:反正就是觉得,她每次就是她说话的时候,在别人午休的时候吧她就在那里咋呼,别人睡觉她也在那里昭昭(临沂方言,乱喊乱叫的意思),然后别人做题的时候她也在那里昭昭,就是显得特别烦。

医生:噢,你怕她?

患者:嗯。

医生:你是烦得厉害,还是怕得厉害?

患者:烦。

医生:烦得厉害。假如那个时候能说一句话的话你会说什么?

患者:就让她别说话了。

医生:闭嘴!

患者:对!

医生:把这句话说出来!

患者:闭嘴!

医生:哈哈,没有力量,是不是?

{**患者**:闭嘴!

医生:闭嘴!

患者:闭嘴!

医生:重复这句话!

患者:闭嘴!

医生:重复!

患者:闭嘴!}

医生:想象对着那个班长说这句话。

患者:闭嘴!

医生:嗯。你猜她会有什么反应?

患者:可能会继续吧?

医生:会继续,然后你也继续,还是不说了?

患者:不说了。

医生:为什么不说了,如果你再说呢?

患者:因为她会使用她的全力啊,就是,打比方,就是她能,就是,她记仇吧,她会把你记仇到另一个地方。

医生:噢,记仇就记仇呗!

患者:她记仇她就会,啊……就是,嗯……就是,她就把你……记在本子上,然后就说,然后就跟老师说,然后她怎么怎么样怎么怎么样,然后会扯的事就更多了。

医生:噢,这样的话就会被老师教育批评?

患者:对。

医生:其实你也是害怕老师批评,不愿意被老师批评。

患者:嗯。

医生:害怕不害怕?

患者:害怕!

医生:也害怕。假如说你要和那个,班长讲理的话你会说什么?

患者:嗯……

医生:不敢?

患者:嗯。

医生:讲,给她讲过吗?

患者:没有。

医生：没有，只是压抑自己。

患者：嗯。

医生：你是不是经常压抑自己？

患者：嗯。

医生：除了她以外，就是和其他同学发生矛盾时也是压抑自己吗？

患者：嗯。（小声）

医生：啊？

患者：嗯。

医生：你在学校里表现最勇敢的事情是什么？

患者：没有吧。

医生：想一想，就是你做的勇敢的事，是什么事？

患者：最勇敢的……没有。

医生：想一想自己做的比较勇敢的事，包括在家里。

患者：就是有个事，还是在小学的时候。

医生：在小学的时候。

患者：然后呢，我那时候一个朋友嘛⊙

医生：嗯。

患者：就是她是，就是下去上体育课，那段时间正好因为，那时候从楼梯上跳下来腿瘸了之后，那段时间我就没有去上体育课⊙

医生：嗯。

患者：然后呢，她也是，那时候也是被，她那时候就是自己下去上体育课，然后被我们班一个就是特别，反正就是特别坏的一个，天天找事的▼

医生：▲嗯。男孩女孩？

患者：男的，就是基本上人见人烦的那种。

医生：男孩，哦，嗯。

患者：除了他那几个朋友以外，女生就是人见人烦的，然后呢平时对他也就不是特别好，就在他后边的，整天戳着她，然后就是什么，就是然后或者就是有时候就给她掐青了那种。

医生：嗯。

患者：然后就是上体育课的时候，然后呢，就是，把她就是给，直接给，就是给推下去了。

医生：嗯。

患者:也会就是给推得扭到筋了。

医生:嗯。

患者:然后呢,那时候就是,可以说就是,她就是说是她自己跳下去的,跟他没有任何关系。

医生:嗯。

患者:她就是,反正就是,因为她也就是,因为很多女生都在她后面看着她呢,然后呢她们就在那里说,就说是那个男生推下去的,就是直接就是,因为我们是四个楼梯在一个空上的,然后她就从那上面(掉下去了)。然后呢我就是去跟老师说了这个。

医生:嗯。

患者:就跟老师说。

医生:你跟老师怎么说?

患者:就是说我和很多人都看见了,是那个男生把她推下去的。

医生:嗯,就是他。

患者:然后……就那一次。

医生:嗯。那个男孩知道你去▼

患者:▲知道。

医生:告发的?

患者:知道。

医生:你害怕他事后报复你吗?

患者:我离他远就不害怕。

医生:噢。

患者:然后,因为那时候我也就是刚好了没多久吧,还是不能蹦,或者不能跳,然后上楼还是一瘸一拐,他也就不敢碰我。

医生:噢,他不敢碰你。

患者:嗯。

医生:其实你说出了好多人不敢说的事情,你说了以后,他们也就觉得,哎呀痛快,是不是这样?

患者:嗯。

医生:嗯。那个是做得太有那个了,比较有正义。嗯,其实我会发现,你是有能力面对挫折、面对挑战的,从这件事情,噢,那个时候你能去做这么一个举动,我觉得比好多同学都勇敢,是不是?

患者：（点头）

医生：我也觉得。还有呢？这是一件，还有呢？

患者：没有了。

医生：小的时候还做过比较勇敢的事、迎接挑战的事吗？

患者：没有。

医生：嗯。现在还上学吗？

患者：（摇头）

医生：不上啊？嗯。是自己不想上了还是家人▼

患者：▲自己。

医生：嗯……能说说是什么理由吗？是什么原因让你觉得不大想去了？

患者：嗯……人吧，就是不想见到那么多人。

医生：不想见到那么多人，不想见同学。

患者：也不是不想见同学，就是感觉在人多的地方就很烦。

医生：在人多的地方就很烦，噢，你这样上商店里▼

患者：▲没有去，很少去。

医生：上商店里买衣服，那么多人也很烦？

患者：最近没去买。

医生：没去过？

患者：嗯。基本上都是人少的时候去。

医生：都是人少的时候去？

患者：嗯。

医生：大家这个在学校里上厕所，那个时候你也▼

患者：▲没去过厕所。

医生：没去过厕所？嗯……为什么？

患者：在学校里没去过，就都开始，一直到那时候。

医生：那你……打下课铃大家都去方便的时候你怎么办？

患者：就在位置上坐着。

医生：坐着？

患者：嗯。

医生：坐到人家上课的时候，你再上厕所？

患者：没有，我没上过。

医生：啊？

患者:没上过。

医生:从来没上过厕所?

患者:嗯……没在学校里上过。

医生:噢,那你在学校里,你怎么解手(临沂方言,上厕所的意思)的啊?

患者:嗯==

医生:从来没解过手?哦,你真是太厉害了。那你一天也不解手?

患者:嗯==都是下午回家的时候(解手)。

医生:都是下午回家的时候?哦,中午你不在学校里?

患者:中午我在学校里。

医生:中午在学校里也不解手?

患者:嗯。

医生:哦,喝水这么少?你上厕所以后你是怕什么?

患者:就是,有时候走在路上,有一种那些人嘛,就感觉人多就比较烦,就难受。

医生:比较烦?嗯,假如说你要是蹲在厕所里,突然又来了一个小女孩,你会是什么感觉?

患者:嗯,没有吧,我们都是有隔间的。

医生:哦,都是有隔间的。

患者:嗯。

医生:那假如说有隔间,从你身边走过来一个女孩,又走过来一个女孩,你什么感觉?

患者:没有。

医生:没感觉?

患者:嗯。

医生:噢,你的意思是说,你是能够在学校里上厕所的?

患者:嗯。(小声)

医生:啊?

患者:嗯……因为有隔间,看不见外面走没走人。

医生:噢,看不见,看不见走人,噢。如果呢,假如说能看见,能听见她们说话,你是什么感觉?你正在方便,然后听见有小女孩在说话。

患者:感觉他们有病吧!

医生:啊?

患者:感觉他们有病。

医生：感觉他们有病？

患者：他们为什么要在厕所里面说话？

医生：嗯？在厕所里面为什么不能拉呱说话呢？

患者：为什么不在外面的时候说话？厕所里不是有味儿嘛！

医生：啊？

患者：厕所里面不是有味儿嘛，她们为什么要在厕所里面说话？

医生：在厕所里拉呱啊！

患者：为什么要在厕所里拉呱？

医生：啊？哦，这个有，你不理解。

患者：对。

医生：哦，在厕所里，就只能是专门那个，小便？

患者：对啊！

医生：哦，在餐厅里只能是吃饭，不能说话？

患者：嗯。

医生：在教室里，只能是学习，不能说话？

患者：对啊！

医生：哦，你做事特别认真啊！是这样吗？

患者：嗯……

医生：啊？

患者：嗯……

医生：嗯。你的性格，有没有发现自己，好像遇到事的时候总是，你遇到事的时候，能够果断地下一个那个吗？做一个判断，做一个决定。

患者：有时候吧。

医生：有时候，但很多时候，遇到事情的时候是不是反过来复过去总是下不了决心，就像刚才我问，你是选和妈妈在一起聊一聊，还是单独聊一聊，你始终没选。

医生：你是一个最求完美的人？

患者：嗯。

医生：所以说，有点拖延症没有？

患者：有。

医生：有一点，嗯。事情总是拖拖拖到最后。

患者：就是喜欢就是整点的时候就干，就是，就是有的时候到四十七的时候吧，然后就要到五十再去干。

医生:啊,嗯。

患者:然后呢,到五十一的时候就要等五十五的时候再去干。

医生:哦,那不都要完不成了怎么办?

患者:嗯……那就一看到时间晚了,肯定自然就自己去干了。

医生:哦,自己去干了。每次都能完成任务?

患者;能。

医生:能完成任务?

患者:嗯。

医生:哦,在那之前,没做完之前,会焦虑吗?

患者:有一点。

医生:啊?

患者:有。

医生:有,嗯。你在学校里,主要就是人际关系(有问题),还是学习上也有问题?

患者:学习上也有。

医生:学习上也有?人际关系有(问题),有朋友吗?

患者:有。

医生:几个朋友?

患者:不知道现在还有多少,现在因为老师不让下位,同学都是在自己的那个地方。

医生:噢,有几个朋友?

患者:有两个吧。

医生:有两个好朋友?

患者:嗯。

医生:他们都是谁?

患者:嗯,×××,还有个就是×××。

医生:噢,你经常,是你去找她们,还是她们找你?

患者:就是她们来找我。

医生:她们来找你?

患者:嗯。

医生:你很少去找她们,主动找她们?

患者:嗯,反正我就是跟她们也是不大很熟吧。

医生：嗯。

患者：然后呢，说话也不多？

医生：说话也不多。

患者：就是偶尔遛一遛就是说一说其他的，有时候就是一个星期说上两三回。

医生：噢，一个星期才有两三回？

患者：嗯。

医生：你想她们吗？

患者：不想。

医生：平时也不想和谁在一起说话，就想一个人待着么？

患者：嗯。

医生：噢，一个人待着是什么感觉？

患者：清净。

医生：清净，不喜欢人多。

患者：嗯。

医生：嗯。对哪个老师印象比较好？

患者：对老师？

医生：嗯。

患者：印象比较好的，就是，之前的语文老师吧。

医生：之前的语文老师，她哪个地方让你比较满意？

患者：就是，她对于事，特别就是，嗯……因为像其他老师就是根据，课代表班主任反映的一些数据情况，就是直接就是当面找别人。然后她就是也能就是，她对就是，就是她比较就是，嗯……她能班长课代表那些人做的东西，再去实际地就是……嗯……挨个地去调查，就是不是挨个地去调查，抽几个去调查。

医生：哎，我还想问一句，你对自己人生有什么规划？比如说今年、明年或者说以后，有什么想法？

患者：嗯……

医生：没有？不知道，没想一想？就是假如说你要是规划自己的人生，你希望是个什么样子？

患者：就是希望之后在海边吧，然后呢就是开一个门俗（民宿）之类的东西。

医生：在海边开一个门俗，哦，挺好的一件事情，是你一个人还是和其他人搭伙？

患者：看情况吧。

医生：是找人帮忙还是你当老板，还是就你自己？

患者：就是如果有需要的话就找人，如果没需要的话就自己。

医生：嗯。你希望是什么状态？

患者：希望就是，嗯……嗯……就是还是就是有两个人搭把手。

医生：有两个人，嗯，那个人希望是男孩还是女孩？

患者：女孩。

医生：是个女孩？

患者：嗯。

医生：你们两个人一起？

患者：不是，三个人。

医生：三个人？哦，再有一个女孩？

患者：嗯。

医生：有两个女孩，你们三个人。

患者：嗯。

医生：哦，三个人，三个女人一台戏啊！哈哈哈，挺好的啊。你们会住在一起吗？

患者：嗯，会吧。

医生：会住在一起，哦，你们会一个被窝里睡三人？

患者：应该不会。

医生：应该不会。

医生：你怎么能实现你这个梦想？

患者：不知道。

医生：你现在就要为你开一个门俗馆，门俗，是吧？

患者：民宿。

医生：门？

患者：民。

医生：噢，人民的民，宿？

患者：是宝盖头那个宿。

医生：哈？

患者：宝盖头。

医生：宝盖头？

患者：嗯，然后一个单人旁，一个百。

医生：哦，民宿，就是住宿的宿。哦，我当是门俗，单人旁，俗话的俗。哦，这有很多人去住在里面？

患者：嗯。

医生：噢，民宿，嗯。那你会提供什么？

患者：就……嗯……一般就是，可以，外边的话可以有个遮阳伞，然后一个摇椅。

医生：嗯，遮阳伞，摇椅，嗯，挺美的。还有呢？

患者：然后里面的话，最好就是，嗯，木地板吧？然后呢，那个里面最多也就是三层。

医生：嗯。

患者：然后呢，最好就是有一个竹筐，然后里面可以放脏衣服。

医生：噢。

患者：然后呢，像其他地方还是，就是，隔音做得比较好吧。

医生：哦，隔音做得比较好。哦，你特别强调一个隔音，隔音主要的效果是什么？

患者：就是不让别人的声音传到自己耳朵里。

医生：哦，不要互相干扰，你是最怕干扰的人，你喜欢静。那为了那个梦想，理想哈，我们现在应该做什么？

患者：不知道。

医生：那你希望准备一些，比如说，有才艺的事，比如说你要有鉴赏力，比如说你要懂音乐，比如说你要对民宿，肯定对民间那些东西，能够做一些，嗯……绘画啊、建筑啊，你得有一些那方面的素养，是这样吧？

患者：嗯。（小声）

医生：啊？

患者：嗯。

医生：嗯。那你要是有那方面的素养的话，知道很多别人不知道的东西，给别人介绍。比如说我去当你的客人的话，啊，我就说，这挺好的，你能给介绍一下吗？那你肯定要知道很多那些民宿的知识，是这样吧？

患者：嗯。

医生：那你准备怎么去得到这些知识？

患者：就……网上查。

医生：从网上查？

患者:或者就是在当地住一段时间。

医生:嗯。

患者:然后呢,就是根据当地的,嗯,在那住的久你就会了解的多吧。

医生:有没有想过系统地对这方面做一些培训,学习一下?

患者:我感觉就……还是自己生活出来的吧,就是能比较了解吧。

医生:自己生活出来的。

患者:反而就是如果在大地方培训的话,有可能就是,就像有的人就只是知道概念。

医生:嗯。

患者:但他不知道这件事是怎么干出来的。

医生:哦。

患者:就像他知道就是,知道那个奶油,要做奶油需要鸡蛋,但他不需要,但他不知道,鸡蛋的材料是什么,他只会往上面就直接做,他不知道鸡蛋他怎么打成的那种……

医生:哦,那个那不也需要知识啊,是吧?

患者:嗯。

医生:那你怎么获得这些知识?

患者:网上查啊!

医生:网上查,哦。有没有想过上一个这样的专业的学校。没有?就仅仅是网上查?

患者:嗯。

医生:那我可不可以这样说,你网上查的一定比较片面。你网上查的那种鉴赏能力的层次也一定是低的,因为我们上学不仅仅是获得知识,更多的是获得鉴赏能力和艺术素养。那怎么样让自己有一些艺术素养?

患者:不知道。

医生:没想过?

患者:嗯。

医生:怎么样去获得这方面的?

患者:嗯。

医生:嗯。最近这一两年有什么打算?

患者:没有。

医生:啊?

患者:没有。

医生:没有什么打算?

患者:嗯。

医生:嗯。在家里? 看小说? 看多长时间?

患者:不知道。

医生:也不知道看多长时间?

患者:嗯。

医生:嗯。一年? 三年? 五年? 十年? 你准备待多长时间?

患者:不知道。

医生:啊? 不太清楚。对以后没什么规划,有一个比较远景的,但近期没有规划?

患者:嗯。

医生:有一个比较远的理想,但是你要是做一个民宿的话,肯定要有一个原始的积累,比如说我有钱,有什么开那个东西,有地方,有钱。那个地方肯定你得去租啊,是吧? 不可能买下来。假如说你要买的话或者租的话,肯定要花一部分原始资本,那你那个原始资本从哪里来?

患者:就是……如果真的想去干的话。

医生:嗯。

患者:嗯。那就是先干一些比较闲杂的事。

医生:嗯。

患者:然后呢,去弄吧。

医生:做一些闲杂的事挣钱,嗯,你做闲杂的事能赚多少钱,有没有想到过?

患者:不知道。

医生:嗯。现在你是一个人在家里还是▼

患者:▲一个人。

医生:一个人在家,嗯。你在家里心情怎么样? 你快乐吗? 你不快乐?

患者:嗯。

医生:嗯。你的生活假如说要发生什么样的变化,你就会快乐,你理想中的那种生活?

患者:不知道。

医生:你也不知道,反正就是这样不快乐地朝前走就是了。

患者:嗯。

医生：也没想过会怎么样？

患者：嗯。

医生：嗯，好吧。有没有想过自己好好地规划规划？咦，以后有这么一个远大的目标，我一步一步应该怎么走，每一步找哪些人，怎么挣钱，怎么有那些，嗯，培训，嗯，达到一个什么样的艺术修养，从来没想过？

患者：……（沉默）

医生：哦。反正就是，走一天是一天，是这样吗？

患者：嗯。

医生：你是怎么想的，你想一想？

患者：不知道。

医生：不知道啊？嗯。我发现你说的最多的一个词，最多的就是，是什么词？

患者：不知道。

医生：不知道，@哈哈哈哈@，想让，想让你妈妈为你做些什么？

患者：没有。

医生：没有哈？想让你爸爸给你做些什么？

患者：别来找我。

医生：啊？

患者：别来找我。

医生：别来找你？

患者：嗯。

医生：哦，不想让爸爸来找你？

患者：嗯。

医生：你爸爸找你的时候你什么感觉？

患者：烦，害怕。

医生：哦，妈妈呢？妈妈可以？

患者：没有。

医生：就是不想让爸爸找你？

患者：嗯。

医生：你怕爸爸吗？

患者：嗯。

医生：怕爸爸是怕什么？

患者：什么都怕。

医生：什么都怕，他哪一点让你感觉害怕？

患者：可能就是，人就是，什么都让人怕吧。

医生：你怕他哪一点？批评指责你还是怎么？

患者：说话就害怕。

医生：说话你就害怕？

患者：嗯。

医生：噢。

患者：看着他我就害怕。

医生：你怕其他男生吗？

患者：不怕。

医生：不怕男生？哎，有喜欢的男孩子嘛？

患者：没有。

医生：没有，一直也没有？

患者：没有。

医生：有男孩子喜欢你吗？

患者：不知道。

医生：也不知道？

患者：嗯。

医生：哦，也没谈过恋爱？

患者：没有啊！

医生：哦，有人跟你表白过吗？

患者：没有。

医生：也没有，嗯。有喜欢的女孩吗？

患者：嗯？

医生：有没有喜欢的女孩？有没有特别好的闺蜜？

患者：有。

医生：就是，平时也有谁想和她聊一聊玩一玩？

患者：嗯。

医生：有？几个？

患者：一个。

医生：一个。你经常你主动地去找她吗？

患者：嗯……嗯。

医生：好的，现在还主动地去找她吗？

患者：嗯。

医生：多长时间找一次？

患者：嗯……若果就是打电话的话就是每天。

医生：每天都打？

患者：嗯。

医生：哦，那还就是挺好的。

患者：然后，见面的话，就是看，有没有时间吧。

医生：哦，你跟她在一起的时候，就是你能为她提供些什么？

患者：不知道。

医生：啊？

患者：不知道。

医生：她能为你提供什么？

患者：不知道。

医生：是不是一种精神理解和心灵的相融？

患者：……（沉默）

医生：是哈？

患者：嗯。

医生：挺好的，嗯。这段时间就是说，看小说，和闺蜜拉呱，这些都能让你得到快乐。

患者：……（沉默）

医生：也不行？

患者：嗯。

医生：嗯？那什么能让你得到快乐？

患者：不知道。

医生：啊？听歌呢？也不听？

患者：听歌。

医生：听歌。什么时候能让你快乐？

医生：我发现从进来到现在，你一直也没笑过。

患者：嗯。

医生：一直好像心事重重的样子。那如果说能让自己快乐起来，给自己一个理由的话，那你的这个理由是什么，怎么能让你自己快乐起来？

患者：嗯……就是，看作者写文吧。

医生：哦，看小说。

患者：不是，我有一个特别喜欢的作者。

医生：哦，有一个特别喜欢的作者。

患者：嗯。然后又因为网暴吧，就是被人，就是诬陷了。

医生：噢。

患者：然后呢，就是一直再没出现过。

医生：噢。

患者：然后呢，那就是等他再回来，然后写一篇文章，再看的话。

医生：哦，你有没有试着为他做一点事请？比如说发表一些声明，发表一些支持，或者是你也试着写一点东西？

患者：声明，就是，现在就是，可以说就是，很多就是联系上他的事吧。就是，就是那些人就是有歧视。就是，对你就是觉得，反正就是，可以说就是，就觉得你也是，就是觉得你们俩是一伙的，然后就也是被骂。

医生：噢。

患者：然后呢▼

医生：▲他是一个非常有才艺的人，男孩女孩？

患者：女的吧。

医生：哦，女作家。那你怎么能够和她成为朋友？

患者：我觉得没必要成为朋友。

医生：没必要成为朋友，但至少要能让她知道，你是一个支持者，而且你是一个有力量、有分量的支持者。

患者：但是她，之前她是说过这样一句话。

医生：嗯。

患者：就是大概的意思，就是，嗯，我们的关系，就是没有必要成为就是像那些偶像和粉丝。

医生：嗯。

患者：就是你，我是作者，你是读者。

医生：嗯。

患者：你想看了，你就去看，你不想看就不看。

医生：噢。

患者：你可以滑走，我们没必要就是，就是你看你觉得，我这篇文章写得好，那我就可以走这一路，就是走到这篇文章结束。

医生：哦。

患者：如果你觉得这篇文章写得不好，那你就可以去找别的。

医生：喔，也挺有哲理性的，就像人一样。

患者：对。

医生：我们可以成为好朋友，我们可以多走一会儿。我们如果要是缘分尽了，就是不想走了你再去找个朋友，那就再找一个。

患者：对啊！

医生：是那个样子吗？好的，其实我也会觉得你会找到更多的朋友，如果你愿意，成为你的好闺蜜。另外还有一个就是，你除了这个你喜欢的作家，你还会看到更多的你喜欢的人，作者。

患者：反正目前是没有。

医生：噢，慢慢找，世界上总有让你喜欢的人。最后，你用几分钟的时间来说一下我们今天的谈话，谈谈你自己的感觉。

患者：没有。

医生：今天来也没有目的，只是被动地，妈妈把你领来，哈哈哈，你现在此时此刻的心情是什么样子？

患者：没有。

医生：没有，好吧。还有别的事情吗？

患者：没有。

医生：没有，好，谢谢你来，那我们今天就到这儿了，好吧？嗯，行，那今天就到这儿，好吧，嗯，行。

语料二

（患者女性，13 岁）

医生：妈妈给这个起一个名字。

患者妈妈：然后房屋大事的那种情形。

医生：你给它起个名字。假如说整个画面给它起一个名字的话，起个什么名？

患者妈妈：战争。

医生：战争。什么？海盗？

医生：讲一下，慢慢说一下你是怎么理解的，把这个画面就像看图画书似地、说故事似地说个小故事。

患者妈妈：这些人都去了，我们都是他。

医生：目标都是这个人穿红色的衣服，这个目标都是他，他们因为什么都针对他？

患者妈妈：我不知道。

医生：你就是编一个故事。

患者妈妈：编一个故事啊，他是不是，如果要是海盗的话，偷了宝藏呀！

医生：嗯。

患者妈妈：偷了什么宝藏或者是弄了这些人当中一个最重要的东西，然后他们就是都去想着把他给抓回来，但是宝贝或者差不多做什么给他找回来？

医生：嗯。这些沙具你最感兴趣的，对你刺激最大的是哪一个？

患者妈妈：刺激呀，应该是后边那个。

医生：后边呀，这个？还是这个？

患者妈妈：后边上面那个。

医生：上面那个，这个让你什么感觉？

患者妈妈：我觉得应该是个最高通灵。

医生：最高通灵。他在干什么？

患者妈妈：他应该在等着这个，结果吧。

医生：等待结果。他站在哪里？

患者妈妈：我觉得他应该站在那个，那个棺材上吧。

医生：站在棺材上，他站他为什么会站在棺材上？

患者妈妈:通知,我理解吧,通知的结果就是说一种、几种、一百、九百的那种。

医生:一荣俱荣,一败俱败,嗯。这个人给你什么感觉?

患者妈妈:这个从这个地方来看,应该是来解救他。

医生:来解救他的,这个人和这个人有什么关系?

患者妈妈:这个应该又是他的目标,敌人。

医生:既是目标也是敌人。这个骷髅头代表什么?

患者妈妈:应该是一种很权威的▼

医生:▲很权威的东西。

患者妈妈:就是说如果要是失败了就会解救不好。

医生:失败了解救不好,窟窿让你想着什么?

患者妈妈:很恐怖。

医生:很恐怖,嗯。这个棺材你想到什么?

患者妈妈:就成败在此一举。

医生:成败在此一举,嗯。这个穿红衣服的这个人,他的心情是什么样子?

患者妈妈:他的心情下来应该是,四面楚歌了。

医生:四面楚歌了,假如他想说一句话的话,他会说什么?

患者妈妈:假如他想说一句话,我觉得他不会屈服的。

医生:不会屈服的,哎这个……与这些人有关系吗?

患者妈妈:我觉得咱们理解的话,这个项目然后这是一个宇宙,这就是一个希望。

医生:一个希望。用这个画面去解读你心里想的那个事。这个画面其实就是说你的事,你想的事。你试着解读一下。

患者妈妈:我觉得这个事情吧,退一步海阔天空,如果都换一个角度的话,我觉得就不是那种结果了。

医生:退一步海阔天空是指什么?怎么退一步?

患者妈妈:(有杂音)因为我觉得,但是他想这个地方沿着这个方向发展,是不是那种显性的或者是两类两方平衡下来看看,也不是他们想要的,不一定要吃他与一种无奈的境界。

医生:就是大家各退一步。

患者妈妈:对。

医生:哎这个你怎么退?

患者妈妈:这么退呀!

医生：嗯。

患者妈妈：这个他现在吧，就是说还可以有谈判的一个空间，可以和平解决一下。

医生：和平解决一下？

患者妈妈：不要误解啊！

医生：这个人你会想到什么？

患者妈妈：想到什么？

医生：想到谁？生活中的谁？你觉得他更像闺蜜，对，这些人像谁？

患者妈妈：家长呀，老师呀，同学呀。

医生：家长，老师，同学。

患者妈妈：哎对。

医生：这个人像谁？

患者妈妈：这个……我。

医生：这个王？

患者妈妈：这个没想到像谁。

医生：这个棺材你会想到什么？

患者妈妈：这个就是说事情其实没有那么极端。

医生：事情没有那么极端？

患者妈妈：不是最坏的，不是想象的那样。

医生：不是你想象的那样？

患者妈妈：哎对。

医生：我看你一边说一边在流泪，你想到了什么？

患者妈妈：一个很可怕的后果。

医生：一个很可怕的后果，那个后果是什么？

患者妈妈：有可能就是说……(很长静音)

医生：你刚才说最害怕的是什么？

患者妈妈：就是一个可怕的结局，我觉得会。

医生：那个可怕的结局是什么？

患者妈妈：可怕的结局就是大家都不希望看到的。

医生：那个可怕的结局是什么？

患者妈妈：就比方说，我希望在大家都能沿着这方面生活轨道去生活，但是生活方向都偏离了咱想要的那个方向。如果咱都换个角度看问题，其实就比方说我讨厌这个问题，换个角度也不是那么讨厌，就是感觉讨厌的问题，换个角度也没有那么讨厌。如果大家都愿意尝试着都去接受，其实这个结果是▼

医生：▲你说那个最坏的结果与死亡有关系吗？

患者妈妈：有关系。

医生：有关系，你的意思是说害怕孩子自杀，是吗？

患者妈妈：对。

医生：那个是你不能承受之重。

患者妈妈：对。

医生：也是你最大的担心？就是想到这个你内心里很伤心。

患者妈妈：我很害怕。

医生：很害怕？

患者妈妈：对。

医生：害怕那个结果，那个使你有崩溃的感觉。

患者妈妈：太崩溃了。

医生：太崩溃了，你感到委屈吗？

患者妈妈：有委屈。

医生：愤怒？

患者妈妈：也不愤怒吧。

医生：只是伤心？

患者妈妈：很无奈。

医生：很无奈、内疚？

患者妈妈：对。

医生：你内疚、无奈、无助，不知道该怎么办？

患者妈妈：[对对对]。

医生：嗯。做了很多努力，但都没有效果。

患者妈妈：对。

医生：特别无助无力。

患者妈妈：[对对对]。

医生：心情特别沉重，不知道该怎么办。

患者妈妈：对。

医生：好，闺女说一下你的感觉。

患者：来到一个不认识的地方。

医生：一个人来到一个不认识的地方，哪个人？

患者：这个。

医生：哦，是他，带着太空帽，对着太空包。嗯，全副武装的一个人，看起来身材比较矮小，他怎么了？他来到陌生的地方。

患者：然后别人也有的。

医生：嗯，别人也不知道他是谁。

患者：嗯……后面他们家里面的。

医生：别人认为是他来侵犯的。

患者：然后就没有了。

医生：然后怎么了？

患者：就这样子。

医生：就这样子，针对他们，大家都针对他，这些都是什么样子？

患者：不知道。

医生：不知道。这个人干什么？

患者：看情况了。

医生：看情况？他怎么躲这么远？

患者：他怕受伤。

医生：他怕受伤，棺材让你想到什么？

患者：没想到什么。

医生：没想到什么，这个棺材给你的感觉是什么？

患者：没什么感觉。

医生：没什么感觉，这个人，是什么样的人？

患者：也是殃殃地看着。

医生：也是殃殃地看着。谁跟他关系最近？

患者：应该是这个吧！

医生：啊？应该是穿红衣服的？

患者：嗯。

医生：谁感受到威胁最大？

患者：小孩。

医生：哦，那个小孩。那个白色的，穿太空衣那个，他感到威胁最大，他在那个地方心情是什么样子？

患者：你不知道啊？

医生:啊?

患者:我不知道呀!

医生:你猜他害怕吗? 也恐惧? 他害怕什么?

患者:害怕被他们打了。

医生:害怕被他们打了。这个时候假如他能说一句话的话,它会说什么⊙

(有电话)

医生:嗯。你先说假如他感受到威胁的时候,他能说话的话,他会说什么?

患者:更多的……

医生:他最想说的一句话是什么? 他害怕吗?

患者:嗯。

医生:恐惧还是害怕?

患者:我不知道。

医生:紧张。紧张吗?

患者:嗯。

医生:害怕吗?

患者:嗯。

医生:恐惧吗? 担心? 还有什么感觉? 他身体是什么感觉?

患者:我不知道。

医生:他哪个地方最紧张?

患者:心里。

医生:心里? 他最害怕的是什么?

患者:被他们打呀!

医生:哦,被他们打了,我害怕你们打我。这是他,他能说的,他的一种感受是吧? 你把这句话说出来。

{**患者:**我害怕你们打我。

医生:重复。

患者:我害怕你们打我。

医生:重复。

患者:我害怕你们打我。

医生:重复。

患者:我害怕你们打我。

医生:重复。

患者：我害怕你们打我。

医生：重复。

患者：我害怕你们打我。

医生：重复。

患者：我害怕你们打我。}

医生：这句话，你会想到什么？你自己有感觉吗？自己说这话的时候有没有感觉？

患者：嗯。

医生：这个棺材让他想到什么？与那个戴太空帽的小孩有关系吗？他们之间没有关系。这个人与那个戴太空帽的有关系吗？

患者：得看情况。

医生：看情况，嗯。那个绿色与这些人有关系吗？没有关系？

医生：嗯。你感受一下看完整个的，你的心情是什么样子？

患者：就没有了。

医生：就那样？哦，就那样。你看到我的时候你什么感觉？

患者：也一样。

医生：也一样。是什么感觉？是高兴、郁闷、平静，还是一个什么样的感觉？

患者：平静。

医生：平静，嗯。刚才你妈妈流泪的时候你什么感觉？

患者：平静。

医生：嗯。平静，好像与你没关系了。

患者：嗯。

医生：哦，妈妈流泪，你一点感觉没有？也不敢说悲伤什么的？

患者：嗯。

医生：没有？没有悲伤？

患者：嗯。

医生：妈妈担心什么？

患者：不知道。

医生：刚才妈妈说，妈妈担心你自杀？你对妈妈这个担心，假如你能跟她说一句话的话，你会说什么？

患者：不知道。

医生：啊？你会对她说什么？

患者:不知道呀!

医生:也不知道会对她说什么。假如妈妈对你说,孩子我担心你自杀,你会怎么回答?

患者:不回答啊!

医生:啊?

患者:不回答。

医生:哦,什么也不说,也不会为妈妈擦擦眼泪,好像这个与你没关系,这是她的事情。

患者:嗯。

医生:这些人让你联想的,这里头你觉得你在这里面,你在画面里面,哪个是你?

患者:那个太空服。

医生:太空服那个是你,哦,太空服那个就是你。那这些人假如说是你生活中的人的话,你会想到谁?

患者:是爸爸。

医生:啊?

患者:是爸爸。

医生:哦,是爸爸。爸爸给你的感觉是什么?

患者:不好。

医生:不好,嗯。你看到爸爸的时候是什么感觉?

患者:不好。

医生:紧张吗?不紧张。讨厌吗?

患者:嗯。

医生:讨厌。愤怒吗?烦躁吗?

患者:不知道呀!

医生:不讨厌,讨厌他吗?愤怒吗?

患者:不知道。

医生:不知道对爸爸是否愤怒。你是看见爸爸的表情,哎呦害怕吗?

患者:嗯。

医生:害怕,你是看到他表情害怕,还是听到他声音害怕?

患者:不知道。

医生:不太清楚?哪一个?你体会一下,就是他的表情让你觉得不舒服,还是他的声音让你觉得不舒服？还是两个都有？

患者：动作。

医生：是他动作？哦，是他做的什么动作让你▼

患者：▲没什么动作。

医生：啊，没什么动作？你刚才说他的哪个动作让你不舒服，那是？

患者：平常的动作。

医生：平时的动作，哦，你也说不清楚。你看到他的时候很紧张？很害怕？不紧张，哦不紧张。害怕吗？

患者：这也不知道。

医生：这也不知道？假如你想对爸爸说一句话的话，你会说什么？你对他的真实的感觉是什么？

患者：不好。

医生：不好，嗯。你觉得哪个更代表他？

患者：都有。

医生：都有哈。你看着这些人说爸爸，看到你时我感觉很不好。感觉还说什么？不想说？你害怕啥？

患者：不知道。

医生：也不知道哈，爸爸伤害过你？

患者：嗯。

医生：哦，爸爸伤害过你。然后想象着，闭上眼睛想，想象着爸爸就在你的面前，他的样子，他穿什么颜色的衣服，他说话的口气，你常见的那些习惯。感受一下自己的感觉，是什么样的感觉？闭上眼睛。想象爸爸就在你眼前。说一下你的感觉。好，然后对他说，爸爸，你伤害了我。把这句话说出来。不想说？是不敢说？摇头什么意思？是说不出来还是不想说？不想说哈。我看到你什么也不想说，把这句话说出来。

患者：我看到你什么都不想说。

医生：重复这句话。

患者：我看到你什么都不想说。

医生：这么能叫爸爸这个词吗？能喊爸爸吗？也不想喊。我看到你感到很无语，爸爸，我看到你感到很无语，把这句话说出来。

患者：我看到你感到很无语。

医生：重复。

患者:我看到你感到很无语。

医生:重复。

患者:我看到你感到很无语。

医生:做你的女儿感觉很辛苦。

患者:做你的女儿很辛苦。

医生:很辛苦,很累。很累,这个符合吗?

患者:嗯。

医生:很累哈,做你的女儿很累,做你的女儿太痛苦了。这句话符合吗?

患者:我不知道。

医生:你不太清楚哈。我恨你,这句话符合吗?

患者:不知道。

医生:你自己不太清楚?

患者:嗯。

医生:我对你有很多的怨气,有很多的愤怒。这个符合吗?

患者:不知道。

医生:不知道啊?

患者:嗯。

医生:我对你感觉很失望,这句话符合吗?

患者:不知道。

医生:也不知道哈。你对我的做法,我不能接受,这句话符合吗?

患者:也不知道。

医生:也不太清楚啊?

患者:嗯。

医生:这句话能说吗?我需要你。爸爸我需要你。把这句话说出来。不想说?

患者:嗯。

医生:我们就试着说一下,没关系,很坚决?想象着给爸爸一些水和食物。不愿意给他?

患者:嗯。

医生:就是你们两个人都可以喝水,吃东西,你想一想吃点什么喝点什么,这个时候你需要谁陪着吗?

患者:嗯。(摇头否定)

医生:也不需要别人陪,嗯。你离爸爸有多远?几米远?

患者：不知道。

医生：你感受一下你离爸爸有多远？不知道，能感受到爸爸的存在？也感觉不到。

患者：嗯。

医生：好，慢慢地睁开眼睛，用这个画面去解决你的⊙

医生：这个我们想办法。

患者：不知道呀。

医生：你也不知道。慢慢感觉一下，问题就是答案。这幅画面给你什么样的智慧，怎么走出来？

患者妈妈：感觉就是她跟她爸爸交流有障碍。

医生：她跟她爸爸交流有障碍？

患者妈妈：你现在用你目前的眼光看，那肯定是孩子她也不一样，因为孩子▼

医生：▲孩子和成年人的思想、思维方式不一样。

患者妈妈：家长需要去改变。

医生：家长需要去改变。

患者妈妈：对。那个是咱们的专业政策的一定要分清，不能去跟他灌输这种思想。

医生：不能强制给他灌输。还有呢？

患者妈妈：毕竟在院里面加班嘛，带着这种思维模式。

医生：家长需要改变自己的思维模式，对，很好。

医生：闺女你说一下你的，这个画面给了你什么提示？它想告诉你什么？

患者：我不知道。

医生：嗯。好，我说一下我看到的。最先妈妈拿了这个一片绿色放在那个角落里，整个画面妈妈只是选了一角，就是妈妈没有那么强大的控制欲，她只是就像一抹绿色一样想给别人一些滋养，但是她不愿占据一个主战场，把这个主战场留给闺女，闺女直接拿的是这个，太空服的这个。闺女也说了，她和这里的绿色是没有关系的，这也看出来就是母女之间的心理距离是什么样子的。

患者妈妈：很远的。

医生：很远的，她的方向是朝着绿色的，还是朝着另外的？

患者妈妈：朝另外的。

医生：朝另外的，好。你看她为什么有这么多的装备？

患者妈妈：把自己封闭了。

医生:自己封闭起来了,头戴头盔,手套脚套,后边还背着一个什么东西,后边背的是氧气瓶。喘不开气,有窒息的感觉。而且你看她什么颜色,很洁白,很单纯。

患者妈妈:对呀很单纯。

医生:对,所以她行事的时候,就是有,有没有这种特点?你看第一个就是追求完美,遇到事的时候患得患失,特别矛盾,总是下不了决定。有点追求完美,你追求完美吗?自己感觉不到是吗?嗯。闺女站在那个这个沙盘前边,选那个的时候,选了好长时间选不出来,这说明什么?

患者妈妈:优柔寡断。

医生:优柔寡断,做决定比较困难。有的人,很多人两三分钟全部摆满了,很果断。她考虑什么?一定要符合我的,有感觉的。

患者妈妈:追求完美。

医生:追求完美。好,然后,她接下来就是放了这些,你看这些都是针对她拿着枪什么的,危险来了,她来到这个世界上危险来了,你看危险是一层两层三层,最后是一层是什么关系?危险、危险、危险,最后是什么?死亡。这个骷髅其实我们感觉叫情感的缺失。没有路了,都是骨头。这我们在心理学上就叫情感的缺失,这个时候她的情感是没有得到什么满足的。也许她感受不到那种爱,我反复问她的感受的时候,你看孩子怎么样?

患者妈妈:不知道。

医生:不知道。为什么她不知道?她没有那种体会自己情绪的能力,没有感受自己情绪的能力。这一块儿比较弱,她基本上都是用思想,就是理性在思考问题,情感的东西这一块儿比较少。包括你看妈妈在哭的时候,她的感觉是什么?

患者妈妈:无动于衷。

医生:无动于衷,冷漠。人为什么冷漠?人一开始是不冷漠的,是什么造成的冷漠?失望。伤心,再失望,再伤心,绝望,麻木了。挣扎,挣扎,挣扎,最后就麻木了,对什么都没感觉了。这里头其实她不是麻木的,她其实在表示的是,对爱的极大的渴望。我为什么要她说那句"我需要你","我需要你"这句话对她来说很重要。她现在都觉得,我谁都不需要,我不需要任何人,这个世界也不需要我。其实不是,那是麻木的一种感觉。我说明白了吗?那怎么走出这个世界?呈现出她的一种,那你觉得她怎么说,你看一下,怎么能变成一个朋友呢?

患者妈妈:握手言和。

医生:啊?

患者妈妈:握手言和。

医生：你觉得呢？你看我感觉和你不一样。我感觉她本身就已经是和他们一伙的。然后她来跟他们说，我跟你们报告一个好消息，你不用这么紧张和害怕。她带来的是很好的消息，我去侦察了，没有那么多的困难。其实两边，我们和外边怎么怎么对峙，是因为我们自己在吓唬自己，其实我们完全可以去沟通，也不用弄这么大的阵仗。爱能治愈一切。这句话怎么说的？重复一下。

患者妈妈：爱能治愈一切。

医生：我刚才说的那句话是什么？

患者妈妈：爱能治愈一切，就是治好一切不好的东西。

医生：哎对，你说，说一下子，不想说？

患者：嗯。

医生：好，没关系。我们每个人可能有人行动快，有人行动慢，什么样的人行动最慢？受伤害最大的。所以说她不愿意和别人接触，甚至不愿意接受那个字，那说明她真的受伤害了。这个伤害也不一定就非得是一个什么把她怎么怎么打了，或者怎么怎么打得屁滚尿流，或者是怎么一种伤害，这种伤害就像小孩似的，也许你给她拿着一件她心爱的东西，把她小狗丢了，弄丢了，她就觉得好像一个伙伴死了一样，永远失去了。这个我们也不知道，但是对她来说可能心理上就有特别重大的意义。

患者妈妈：这个观点也是说不沟通▼

医生：▲对，就是这样。木不钻不透，话不说不明，刚才大家的心态是什么？她和这些不是一伙的，而我的感觉是什么？她本身就是一伙的。你看这个视角不一样，所以说，我们再去看事物就不一样。爸爸真的不爱女儿吗？

患者妈妈：不是。

医生：哈哈哈哈，显然周围人都感觉不对，而且闺女也会觉的，爸爸不可能不爱我，但是她感受不到爱。

患者妈妈：她爸爸当时都三十多了。

医生：哎对，但是闺女就感觉不到爱，这才是最主要的一个东西。怎么得要她有感觉，她能够感受到爸爸这样说、这样做，尽管这种方式我不能接受，但是爸爸内心里，他的目的是爱我的，这是一个最主要的东西。

患者妈妈：对呀！

医生：另外我们还看，你看这里头缺什么？缺什么？更多的是什么？你看，更多的是沙子，荒漠，心灵的荒漠，嗯。还有什么？这是生活化的东西。

患者妈妈：沙子。

医生：就是说缺少生活化的东西。我说明白了？生活化的东西就是我们做了吃喝拉撒睡，水呀、花草什么的这些东西，友情什么的这些东西。这些东西没有，她这么多，你看她摆的只是一个主题，斗争。你说明白了？就是一个斗争，斗争里头她就有恐惧和害怕。斗争给我，锻炼了我们什么？闺女你想。

患者：不知道。

医生：不知道。妈妈觉得呢？斗争锻炼我们什么？

患者妈妈：我觉得斗争就是说，也是一种沟通的手段。

医生：也是一种沟通手段。

患者妈妈：对，就可以沟通一下。

医生：对。

患者妈妈：没有必要去兵戎刀戈的，就是你需要什么你可以说出来，大家可以互相换个角度去尝试一下。再者，我就是很无助。

医生：其实我倒是觉得，斗争锻炼了我们。那个环境让我们恐惧、胆小、害怕、紧张、郁闷，但是挫折也锻炼了我们，就是我们逐渐地，一开始是感觉，时间长了就怎么着，也就不当回事了，人慢慢地就能够适应。对，人的成长就是在痛苦之中成长起来的。不断受挫折，不断吃一堑长一智，心眼就开始多了。什么叫历练？历练不就是经过一次挫折、两次挫折、三次挫折，慢慢地才怎么样？从挫折中爬起来，从挫折中找到了智慧，找到了应对他人的方式，找到我怎么去应对这个环境，再遇到这种环境的时候，我假如说不去逃避的话，逃避是一种方式方法，但不是最好的方法。那还有什么样的方法？你觉得假设说，有一个人，和你不太好的话，你看见他你就紧张害怕的话，你有几种方式对他？一个是▼

患者：▲不理他。

医生：啊，不理他？看到他我是没事走还是不走？

患者：不走。

医生：就是和他看见你能把我怎么样，也是一种办法。其实人比的往往是什么？毅力。还可以怎么做？

患者：走。

医生：还可以走，嗯，避开他。实在是这个人太强大了，我们打不过，打不过还惹不起，惹不起还躲不起吗？也是一种好办法。还有什么办法？

患者：额……让他消失。

医生：啊？让他消失。怎么让他消失？我们自己变得强大起来，把他赶走，把他吓走，是不是？

医生：还有呢？妈妈想一想，还有什么办法？

患者妈妈：觉得就是说，我看不惯他，就是一个说的是不理他，一个是走，再一个是自己比他强大，然后他就忍住我，破釜对立。

医生：是你做得好，其实你做好你自己，其实就是对他最大的反击。我们在电视上经常看过，一个小孩被人家欺负了，然后呢他通过努力学习，后来成了什么，一个公司的总经理，创办了一个什么事业，变得越来越好，把人家比下去了，其实他就胜利了，就是让自己变得强大，也不必非得把人家砸死、打死。呦，这样的话我突然想起，有一个什么将军，他叫韩信，还记得那个韩信？

患者妈妈：嗯，嗯，胯下之辱。

医生：嗯，对呀！年轻的时候拿个剑，人家说一看你拿个剑，拽得跟什么似的，你要有本事的话你刺我一剑，你要没本事的话，你从我裤裆里钻过去。

患者妈妈：对。

医生：他没办法，他就跟那个泼皮，你还有什么那个？你刺了他，也说不定他刺你，再说即使你赢了以后，泼皮把命搭上来，你也被公安局逮杀了，没多大意思，然后他就爬过去了。后来他成为大将军以后，他又掌握了生杀大权的时候，他是怎么对待泼皮的？

患者妈妈：这个……不知道。

医生：后来这些泼皮特别害怕，他也没怎么认，还请那些破皮喝一顿酒就算了。那些人给他磕头的，特别害怕。

患者妈妈：(未听清)

医生：人其实也就是这个样子。还有一种最好的方式是什么？化敌为友。

患者妈妈：对。

医生：化敌为友，是怎么化敌为友的？你看小痞子在一块儿打仗，打不过人家，就说什么，比如说我是个小痞子，你也是个小痞子，结果我们在一起打仗，结果打不过你，我说你当我大哥，我当你小弟，我跟你走，我请我请客，然后怎么样？化敌为友。你看这些小痞子，我发现他们的智慧也挺厉害，人家就很容易翻过那个理来，咱怎么样？咱翻不过来。这是最厉害的手段，就是化敌为友。这个时候怎么化敌为友？刚才你看陪一个不是，你太厉害了，就承认你说的对，也有道理，这不是偷着不讲理，那个时候不是打，结果没打过人家，然后人承认就是你刚才伤害了我，感觉伤害了我，其实那是我自己的感觉。其实你说的你也有你的道理，想一想，大家都互相理解，互相理解太重要了。互相理解，互相沟通。这个经常是妈妈理解女儿，女儿理解妈妈。闺女能和妈妈对视吗？

患者:嗯。

医生:那可以啊！好,你们两个人对视一下,可以。妈妈看着女儿说“闺女”。

患者妈妈:闺女。

医生:你长得那么秀气。

患者妈妈:你长得这么秀气。

医生:看到你我就很高兴。

患者妈妈:看到你我就很高兴,确实挺高兴的。因为我带她上单位,我们单位同事每次都夸,哎,你丫头长得这么漂亮呀,每次去都这么夸呀,包括一些认识的不认识的都说,这是你闺女呀,长这么漂亮。

医生:长这么漂亮,我看也觉得漂亮。哎呦,闺女都流眼泪了。看着妈妈。不想叫“妈妈”,还是不愿意叫?

患者:不想说。

医生:不想说?妈妈,你的眼泪我看到了。我知道你内心很痛苦,看到你悲伤,我心里也不痛快。过去抱抱妈妈吧！抱一下。你看,安慰安慰妈妈。妈妈就像小女孩一样,你看眼泪都掉下来了。去抱抱,抱一抱妈妈。抱一抱,抱一抱妈妈,给妈妈一个安慰,抱一抱,你能行。来看一下,这没有别人,就抱一下妈妈。所以说关系大于教育。这段时间先,还是就是大家没有温情和理解。

患者妈妈:如果试着成功哪会到现在！

医生:在家里能抱过去了?

患者妈妈:为什么?为什么不抱呀?

医生:别管抱不抱哈。是的,到时候能握着我闺女的手吗?你上,跟上去。哦,你是觉得妈妈碰见你不舒服,是这样吗?

患者:嗯。

医生:谁碰你不舒服?

患者妈妈:她是怎么了?还有个姊妹。

医生:哦,哎,她是姊妹几个?

患者妈妈:姊妹两个。

医生:姊妹两个?

患者妈妈:还有个小弟弟,两岁。

医生:她弟弟,嗯。她这个情况有两年了吗?

患者妈妈:她的情况?

医生:与弟弟出生有联系吗?

患者妈妈：她是，应该是上初中的时候，去年下半年。最早啊，最早最早应该是在北京的（前一句话没听清）和大家不愿意交流，也不是说不愿意交流，就是因为现在看不惯东西，我感觉就是这样子，是吧？

医生：哎，你和女生在一起的时候，能不能让别人碰一下你的手？

患者：嗯。

医生：可以？

患者：嗯。

医生：她们可以揽着你肩膀吗？这样揽着你肩膀？你们一块儿去上厕所。

患者：嗯。

医生：可以的？

患者：嗯。

医生：你跟谁关系比较好？

患者：×××。

医生：叫什么？

患者：×××。

医生：哦，×××，哦。第二个好朋友是谁？

患者：不知道。

医生：就这一个好朋友？

患者：好像是的吧。

医生：好像是，哈哈哈哈。是你主动找她们玩，还是她们找你玩？

患者：我找她们。

医生：你还找她们玩。

患者：嗯。

医生：你们玩什么？你想要玩什么？

患者：就说说话。

医生：哦，说说话。一般都聊什么？

患者：不知道。

医生：你有什么爱好，没什么爱好？

患者：嗯。

医生：听歌？也不听。刷手机？玩手机玩什么？

患者：看视频。

医生：看视频。看哪方面视频，电视剧还是抖音，还是好玩的？

患者:好玩的。

医生:哦,好玩的。

患者妈妈:她对这个鞋,就这个牌子的鞋▼

医生:▲对鞋?

患者妈妈:就是那个匡威的、耐克的、阿迪的呀|

医生:哦,那你看我这个鞋,是个什么样的鞋?

患者:不知道。

医生:啊?

患者:不知道。

医生:老头鞋,@哈哈哈哈@。哦,对鞋特别有研究。

患者妈妈:跟我说这款鞋那款鞋,呱呱说,结果说有长大了,你看看那些鞋店吧!

医生:这也是专长,有好多同学你看。

患者:还喜欢打球。

医生:哦,还喜欢打球。你喜欢什么运动?这段时间就是有锻炼吗?也不锻炼?

患者:嗯。

医生:也不锻炼?

患者:嗯。

医生:在家里?

患者:嗯。

医生:在家里有多长时间?

患者:不知道呀。

医生:啊?在家里多长时间自己也不知道?

患者:嗯。

医生:你发现你和别人,你谈话时候说的最多的是什么?

患者:不知道。

医生:哈哈哈哈哈,说到最后自己不知道。你和你同学在一块儿也是这样?

患者:嗯。(摇头否定)

医生:不这样,哦。是针对我还是除了你那个同学以外?

患者:除了同学以外。

医生:其他人说话都是,很多都是不知道。

患者：嗯。

医生：你是真不知道还是假不知道？

患者：真不知道。

医生：真不知道，@哈哈哈@，好。现在你看，记住这个画面。怎么能让这个画面变得和谐？你变一变。你想一想，怎么才能让这个世界变得比较和谐，变得五彩缤纷？怎么去做一下会比较和谐？把它改变一下。

附录二　临沂大学外国语学院学术研究知情同意书

尊敬的××先生/女士：

我们将邀请您参加一项医患会话语料库建设的学术研究。此份知情同意书将会提供一些信息帮助您决定是否参与此项研究。您参与此项研究是本着自愿原则，本项研究已通过临沂大学学术伦理审查委员会审查。如果您同意参与此项研究，请仔细阅读下列说明。

一、研究目的

医患沟通是现代医学中的一个重要研究课题，受到国内外各级各类医疗机构乃至学术界的重视。只有积极应对并采取措施建立起良好的医患沟通，才能实现医患双赢的良性循环，从而真正解决当前社会医患关系长期紧张的问题，构建起和谐友善的医患关系。临沂大学医患会话语料库拟进行患者就医时与医生的对话收集，建设语料库，利用语料库研究医患会话的语用分析和话语策略。

二、研究过程和方法

临沂大学外国语学院医患话语分析团队所收集的话语只用作科学研究，知识产权归本团队所有。我们衷心感谢您参与我们的语料收集。如果您符合入选标准并自愿同意参加，我们将按以下步骤进行研究。

(一)医生语料收集

我们在语料收集前一定会提前告知您我们将要对您进行的医患会诊对话进行录音，录音笔将置于您的工作台上，为了保证语料的真实性，测试人员离场，请尽量保持医患问诊的真实性。录音结束后，研究人员会把问诊医生和患者信息屏蔽掉，对该语料进行转写编码，只转写会话部分。录音和文本将由专人专盘保存，不会外泄。如果有涉及个人隐私的纠纷，将由本团队承担所有责任。

（二）患者语料收集

为了保证语料的真实性，我们不会在语料收集前提前告知您我们将对您的就医会诊对话进行录音，录音笔将置于医生的工作台上。录音结束后，研究人员会告知您在刚才的就诊中对您的就诊过程进行了录音，如果您认为可以用于科学研究并且不涉及个人隐私问题，我们会承诺将患者信息屏蔽掉，只转写会话部分。如果您同意，请签署知情同意书；如果您不同意，我们承诺将当面及时销毁您刚才的就诊录音，测试人员不进行复听。录音和文本将由专人专盘保存，不会外泄。我们承诺：所有的医生、患者的个人信息不会出现在转写文本中，所有涉及个人隐私的内容也将由研究人员自行屏蔽掉，不会对当事人造成任何影响。如果有涉及个人隐私的纠纷，将由本团队承担所有责任。

三、研究可能的受益

因为涉及伦理及个人隐私问题，目前国内还没有一个大型的医患会话语料库，该语料库的建设成功得益于您的参与。医患沟通是现代医学中的一个重要研究课题，受到了国内外各级各类医疗机构乃至学术界的重视。良好的医患关系有利于疾病的诊治，减少医疗纠纷，促进医患和谐，有利于“健康中国”战略的实施。

四、隐私问题（研究过程中和研究成果发表的隐私保护）

您参加本项研究的信息均会记录在研究记录中。所有信息均会在法律允许的范围内完全保密。您的名字不会出现在转写文本中，仅仅出现您参加医疗就诊时分配的编号。在相关研究总结、论文、公开出版物中，如有必要，也只会出现您的编号。

五、费用和补偿

如果您参与此项研究，将会获得相应的报酬。如果因为参与研究而受到伤害，您可以获得相应的补偿，我们也会提供免费的治疗。

六、自由退出

作为被试者，您可以随时了解与本研究相关的信息资料和研究进展，自愿决定是否继续参与。参与过程中，无论是否发生伤害，或是否严重，您都可以选择在任何时候通知研究者要求退出研究，您的数据将不纳入研究结果，您的权益也不会因此受到影响。

参与语料收集期间，如果因为您没有遵守研究计划，或者发生了与研究相关的损伤，或者出现其他任何紧急情况，研究者可以终止您继续参与研究。如果责任在您，则研究者有权不支付您的报酬。

如果您有与本研究相关的问题，或者在研究过程中发生了任何不适与损伤，或者有关于本项研究的参与者权益方面的问题，您可以与总负责人××联系，电话号码为×××××××××××。

知情同意签字：

我已经仔细阅读了本知情同意书，并且研究者也将研究目的、研究内容、研究风险及受益情况向我详细地解释说明过，对我询问的问题也给予了解答，我已经了解了此项研究，我自愿参与此项研究。

被试者签名：

日期：　　　　年　　月　　日

（注：如果被试者不识字可以请见证人代签，被试者按下手印；如果被试者无行为能力，则必须由监护人同意并签字）

我确认已向受试者解释了本研究的详细情况，包括其权利以及可能的受益和风险，并给其一份签署过的知情同意书副本。

研究者签名：

日期：　　　　年　　月　　日

参考文献

一、中文文献

[1] 陈丽蓉.汉语礼貌用语的研究[M].北京:外语教学与研究出版社,1996.

[2] 徐大明,陶红印,谢天蔚.当代社会语言学[M].北京:中国社会科学出版社,1997.

[3] 高崇智.面子的社会心理学[M].上海:上海人民出版社,2001.

[4] 邵晓峰.礼貌原则在汉语交际中的应用研究[M].上海:上海教育出版社,2003.

[5] 徐大明.社会语言学研究[M].上海:上海人民出版社,2007.

[6] 董平荣.机构话语中的身份维持与建构:英国导师和中国学生学术交谈的多模式话语分析[M].北京:高等教育出版社,2012.

[7] 郭兴良.中国人的语言文化与交际礼貌[M].北京:北京语言大学出版社,2014.

[8] 王冰冰.跨民族视域中的性别书写与身份建构:新时期以来少数民族女性创作研究[M].杭州:浙江工商大学出版社,2015.

[9] 毕晓.哈贝马斯交往行为理论再批判与差异对话理论的建立[J].人文杂志,2021(6):96-106.

[10] 常晨光,廖海青.系统功能语言学理论与实践的辩证关系——适用语言学探索[J].外语与外语教学,2010(5):11-14.

[11] 陈建平,金双军.基于对话理论的大学英语阅读教学有效性探索[J].高教学刊,2022,8(20):103-107.

[12] 陈思琦,蔡静怡,陈毅平.翻译对话理论视角下《飞鸟集》冯唐译本研究[J].

海外英语,2022(10):13-15.

[13] 陈旸,黄国文.语言在人与自然和谐共生中的作用——黄国文教授访谈[J].鄱阳湖学刊,2022(1):36-43.

[14] 崔诣晨,封卫东,夏琪.社会控制理论在医患冲突危机干预中的应用[J].医学与哲学,2020,41(1):54-57.

[15] 崔竹英.交互式对话理论对创新预算绩效评价结果应用机制的启示[J].财政监督,2021(24):30-33.

[16] 邓黎黎,廖晓阳,伍佳,等.国外医患沟通模式对我国全科医生沟通技能培训的启示[J].中国全科医学,2021,24(13):1684-1689.

[17] 董其鑫.外交部发言人语用身份建构及话语资源对比研究——以赵立坚和华春莹为例[J].现代语言学,2022,10(1):138-143.

[18] 董秀英.借鉴对话理论 提升阅读教学的适切性[J].中学语文,2022(9):17-18.

[19] 伊丽莎白·诺伊,聂锦芳."创新的社会主义理论"的"基础研究"——关于马克思文本、文献编辑和研究的对话[J].理论建设,2016(1):85-93.

[20] 房红梅.论评价理论对系统功能语言学的发展[J].现代外语,2014,37(3):303-311.

[21] 冯开甫,肖胜男.从压迫到解放:保罗·弗莱雷对话理论视角下和谐师生关系的建构[J].攀枝花学院学报,2021,38(5):31-36.

[22] 高原.从对话理论看学术英语教师发展中的身份构建和情感变化[J].中国 ESP 研究,2021(1):1-9,106.

[23] 葛晖.大学教师学术身份建构的动态性考察[J].当代教育科学,2017(10):27-31.

[24] 顾添笑.以社会主义核心价值观指导高校学生管理——评《高校学生管理研究:以对话理论为视角》[J].领导科学,2021(15):127.

[25] 韩悦.对话理论在初中语文阅读教学中的应用研究[J].语文课内外,2021(3):202-204.

[26] 侯忆然.对话理论下的小学低段看图写话教学策略[J].科学大众:智慧教育,2022(6):51-52.

[27] 胡洪贞,张晓倩,徐学敏,等.医患纠纷与溃坝理论逆向推断可及性的综合分析和应用[J].中国医院,2021,25(9):74-76.

[28] 胡旋.对话理论视域下两会报道的创新探究——以《两会你我他》为例[J].

新闻研究导刊，2021，12(19)：44-46.

[29] 黄国文.作为适用语言学的系统功能语言学[J].英语研究，2006，4(4)：1-6.

[30] 黄国文.系统功能语言学在中国的40年[J].外语教学与研究，2018，50(6)：817-820.

[31] 黄河，董骁.出版直播中的对话时空与关系：基于对话理论的审视[J].编辑之友，2022(8)：39-49.

[32] 黄菁菁，杨家勤.新媒体语境下安徽文化宣传话语中的语用身份建构和顺应[J].皖西学院学报，2022，38(1)：91-97.

[33] 黄艳芳.以对话理论透视《房思琪的初恋乐园》的替身与自白[J].今古文创，2022(42)：7-9.

[34] 蒋昀洁，李燕丽，李洁.媒介情境视角下医生媒介形象的建构与呈现[J].西部广播电视，2022，43(15)：134-136.

[35] 金美华.对话理论在初中语文阅读教学中的应用研究[J].基础教育论坛，2022(35)：43-44

[36] 旷战，刘承宇.个体化视域中的身份建构研究：回顾与展望[J].外语学刊，2017(1)：31-37.

[37] 李成团，冉永平.身份构建的人际语用学研究：现状、原则与议题[J].中国外语，2015(2)：47-54.

[38] 李飞.叙事医学课程“写作”主题教学思路[J].医学与哲学，2021，42(17)：31-34.

[39] 李睿.对话理论与来华留学生跨文化交际能力培养研究[J].黑龙江教育(理论与实践)，2022(8)：29-31.

[40] 李蕊佚.司法审查制度的优化：民主对话理论[J].法学评论，2013(1)：10-18.

[41] 李臻.对话理论视野下高校美术欣赏教学路径探究[J].美术教育研究，2022(8)：128-129.

[42] 李战子.后疫情时代的功能语言学话语分析[J].外语研究，2020，37(5)：1-6.

[43] 梁俊，邹佳叡.对话理论下统编教材初中文言文删改情况研究[J].教学与管理，2023(4)：61-64.

[44] 刘海英，钱东艳.巴赫金对话理论视域下济慈作家形象与文学报刊的关

系[J].2021(10):76-79.

[45] 刘淑娟.企业技术文档中的身份建构话语分析——以苹果和华为手机产品信息为例[J].厦门理工学院学报,2022,30(2):85-90.

[46] 陆国亮.数据殖民的物质痕迹:数据殖民主义理论与媒介基础设施研究的对话[J].新闻界,2022(6):86-96.

[47] 卢敏婷.有效运用对话理论提高低年段线上语文教学的互动性[J].教学仪器与实验,2021,37(6):29-33.

[48] 马海明.对话理论视域下小学语文阅读教学的操作策略研究[J].名师在线(中英文),2022(29):11-13.

[49] 乔鸿飞.从医生身份角度构建人文关怀式沟通的和谐医患关系[J].医药界,2021(3):1.

[50] 盛湘君.论创业学生情境学习中的身份建构[J].内蒙古师范大学学报(教育科学版),2015,28(2):112-114.

[51] 施勇勤,章玲圆.对话理论视域下亚文化圈层热点的传播逻辑与引导策略——以豆瓣小组"爆梗"现象为例[J].传媒,2022(1):94-96.

[52] 苏旭东.教育话语互动情境下师生身份关系的构建[J].教学与管理,2022(21):1-4.

[53] 孙铭钰.语用身份论视角下外语教师课堂话语态度资源使用研究[J].英语广场(学术研究),2022(16):34-37.

[54] 孙悦,李树斌.住院医师规范化培训对医患沟通能力的影响[J].首都食品与医药,2021,28(20):109-111.

[55] 锁娜.博弈与融合——巴赫金对话理论观照下的《亚瑟王之死》[J].合肥工业大学学报(社会科学版),2021,35(4):6.

[56] 谭晓风.医患会话的医生多重身份建构研究[J].医学与哲学,2017,38(17):40-42.

[57] 谭晓风.患者死亡主题的医生叙事评价话语及其身份建构研究[J].医学与哲学,2021,42(8):58-63.

[58] 唐冰.对话理论视阈下网络直播的视听传播探究[J].中国电视,2022(8):67-72.

[59] 陶爱华,王沛.医患冲突中医生特质信息与负性情绪反馈的作用:以失望和愤怒为例[J].心理科学,2021,44(5):1171-1178.

[60] 王辰康.对话理论视域下健康类短视频的传播策略研究——以抖音账号

“丁香医生”为例[J].新闻研究导刊，2021，12(12)：159-161.

[61] 王雷宏，李振.反思与重构：医患冲突性话语对医生身份的解构[J].柳州职业技术学院学报，2021，21(4)：97-102.

[62] 王茜，游越，纪昌娥.我国医生身份建构的研究路径和方法[J].重庆医学，2017，46(29)：4169-4170.

[63] 王郁涵.高校研究生科研诚信与教育管理探索与创新——评《高校学生管理研究：以对话理论为视角》[J].科技管理研究，2021，41(1)：I0012.

[64] 王妍，索磊.让课堂充满生命活力——基于戴维·伯姆对话理论的生命课堂建构研究[J].湖南第一师范学院学报，2021，21(1)：63-67.

[65] 王振华，张大群，张先刚.马丁对语篇语义的研究[J].当代外语研究，2010(10)：43-49.

[66] 文灵玲，徐锦芬.国外教师专业身份研究综述[J].教师教育研究，2014，26(6)：93-100.

[67] 夏玉琼.网络交际空间中的医生身份建构研究[J].医学与哲学，2017，38(17)：43-47.

[68] 谢榕.“我们都是打工人”：新时代青年工人的身份认同与话语建构[J].青年学报，2022(1)：63-71

[69] 辛志英.系统功能适用语言学发展五十年回顾[J].中国外语，2012(3)：8.

[70] 许凤鸣.探究小学语文基于对话理论下的阅读教学[J].好日子，2021(18)：156.

[71] 徐秀红，杨盈赤，段满荣，等.医患关系协调人员自我情绪管理能力探讨与建设[J].中国医学人文，2021，7(5)：64-67.

[72] 闫亚平.政府新闻发言人话语身份的修辞建构[J].华北水利水电大学学报(社会科学版)，2018，34(6)：126-130.

[73] 杨晶晶.身份建构与话语选择——饭圈用语的多模态话语分析[J].品位·经典，2022(13)：53-55.

[74] 杨林宁，郑红颖，赵丹，等.医生对医患共享决策认知的质性研究[J].中国全科医学，2022，25(10)：1213-1219.

[75] 杨雯.从巴赫金的对话理论看《伽利略传》[J].文学艺术周刊，2022(9)：39-42.

[76] 杨志开.新媒体情境下群体身份认同建构机制研究——以M市反PX事件为例[J].科技传播，2021，13(12)：156-158.

[77] 姚伏生.系统功能语言学个体化研究及其指导思想分析[J].淮北师范大学学报(哲学社会科学版),2016,37(4):83-85.

[78] 叶砾,冯小玮.医患会话国内外对比研究[J].医学与哲学,2020,41(20):61-66.

[79] 尹炳兰.对话理论指导下的高职语文课程教学探究[J].大学,2021(21):42-44.

[80] 印荷杨,赵俊.医患互动过程分析系统评介[J].中国社会医学杂志,2020,37(4):350-354.

[81] 于建星,于有为.医生身份认同及其职业精神退化的现代性阐释——兼论重建和谐医患关系中医生的责任[J].医学与哲学,2018,39(17):59-62.

[82] 余树财.多重对话寄寓的哲性表达——对话理论视域下的《囚绿记》主题新解[J].读写月报,2021(6):24-27.

[83] 于章艳.对话理论视域下的古诗文教学策略[J].文学教育(上),2021(10):78-79.

[84] 袁周敏,陈新仁.顺应论视角下的语用身份建构研究——以医疗咨询会话为例[J].外语教学与研究,2013,45(4):518-530.

[85] 曾静,黎倩,刘寒梅,等.基于安卓系统的医患沟通应用程序设计与应用[J].中国医学装备,2021,18(9):127-131.

[86] 张辰,杨浩杰,董丽丽,等.医患视角下晚期心力衰竭患者安宁疗护需求的质性研究[J].护理学杂志,2022,37(2):12-14.

[87] 张晶莹,吴婧."互联网+"时代基于对话理论的高职英语信息化教学模式研究[J].教师,2021(27):39-40.

[88] 张莉,崔杨臻.新冠疫情期间欧盟形象的"自塑"——对话理论视角下欧盟在华数字公共外交的实践与效果研究[J].欧洲研究,2021(1):49,746-747.

[89] 张丽,何丽.基于语言学视域的医患会话研究述评[J].医学与哲学,2021,42(12):54-58.

[90] 赵瑜,原苏荣."这/那"类指示代词(+量词)+名词组合的话语互动功能研究[J].山西青年,2021(23):108-109.

[91] 张莹.信息链中语言表达及判断的强化——从"视界融合"对话理论角度解读《穿井得一人》[J].中学语文教学,2022(12):51-53.

[92] 赵方圆,魏冉.对话理论视角下高中英语写作"介入式"动态评价模型的构建研究[J].英语广场(学术研究),2022(27):121-124.

[93] 赵莉，陈刚妮，张鋆.马丁对系统功能语言学理论的发展[J].当代外语研究，2010(10)：34-38.

[94] 赵蕊华，黄国文.汉语生态和谐化构建的系统功能语言学分析[J].外语研究，2019，36(4)：44-49，108.

[95] 周文娟.中国语境下生态语言学研究的理念与实践——黄国文生态语言学研究述评[J].西安外国语大学学报，2017，25(3)：24-28.

[96] 朱凌飞，陈滢至.边界地方感与边民身份建构：以中缅边境猴桥口岸黑泥塘村为例[J].云南师范大学学报(哲学社会科学版)，2022，54(2)：108-119.

[97] 朱烨.对话理论下主体间性外语教学课堂话语模式——评《外语教学课堂话语对话性研究——主体间性外语教学课堂话语模式的构建》[J].中国教育学刊，2021(2)：I0005.

[98] 朱永生.适用语言学：定义、基本特征、形成过程与发展趋势[J].外语学刊，2021(4)：34-40.

[99] 朱永生.系统功能语言学个体化研究的动因及哲学指导思想[J].现代外语，2012，35(4)：331-337.

[100] 左博.多模态批评视阈下中美企业亚文化身份建构的对比分析[J].潍坊工程职业学院学报，2021，34(2)：69-78.

[101] 胡颖.实践社团：话语、身份和性别[D].武汉：华中师范大学，2008.

[102] 牛利.医患门诊会话结构研究[D].武汉：华中师范大学，2014.

[103] 冀新艳.从会话分析的角度研究医患交际中的问与答[D].太原：山西财经大学，2015.

[104] 蒋睿.男妇产科医生身份的媒介生产研究[D].兰州：兰州大学，2015.

[105] 罗茜.基于系统功能语法语气系统的汉语医患会话人际意义研究[D].重庆：西南大学，2015.

[106] 唐靖蕾.国际争议性科学议题的媒介构建与话语表达[D].上海：上海外国语大学，2016.

[107] 段李敏.基于机构话语的身份建构语用方式研究[D].北京：北京外国语大学，2017.

[108] 旷战.个体意库、身份建构与情感绑定——基于精神科医患会话的个案研究[D].重庆：西南大学，2017.

[109] 暴健达.会话分析视角下职前国际汉语教师身份建构研究[D].济南：山东大学，2020.

二、外文文献

[1] GOFFMAN E. Interaction ritual: essays on face-to-face behavior[M]. Rantoul: Doubleday, 1967.

[2] SILLS D L. International encyclopedia of the social sciences[M]. New York: Macmillan, 1968.

[3] LEECH G. Principles of pragmatics[M]. New York: Longman, 1983.

[4] BROWN P, LEVINSON S C. Politeness: some universals in language usage[M]. Cambridge: Cambridge University Press, 1987.

[5] AVE J, WENGER E. Situated learning: legitimate peripheral participation[M]. Cambridge: Cambridge University Press, 1991.

[6] GUMPERZ J J, LEVINSON S C. Rethinking linguistic relativity: studies in the social and cultural foundations of language[M]. Cambridge: Cambridge University Press, 1996.

[7] HALL S, HALL S, DU GAY P. Introduction: who needs 'identity'? Questions of Cultural Identity[M]. London: Sage, 1996.

[8] ANTAKI C, WIDDICOMBE S. Identities in talk[M]. London: Sage, 1998.

[9] HARRE R, MOGHADDAM F. The self and others: positioning individuals and groups in personal, political, and cultural contexts[M]. Westpoint: Praeger, 2003.

[10] WATTS R J. Politeness [M]. Cambridge: Cambridge University Press, 2003.

[11] JENKINS R. Social Identity[M]. London: Routledge, 2004.

[12] KURTZ S, SILVERMAN J, DRAPER J. Teaching and learning communication skills in medicine[M]. Boca Raton: CRC Press, 2006.

[13] LABOV W. The social stratification of English in New York city[M]. Washington D.C.: Center for Applied Linguistics, 2006.

[14] MONIYI T, WHITE G. The sociolinguistics of identity[M]. London: Bloomsbury Publishing, 2006.

[15] LOCHER M A, GRAHAM S L. Interpersonal pragmatics[M]. Berlin: Mouton de Gruyter, 2010.

[16] CREESE A. Professional identity and language use: a sociolinguistic

investigation of medical research[M].New York:Palgrave Macmillan,2010.

[17] OCHER M A,GRAHAM S L.Introduction to interpersonal pragmatics[M]. Berlin:Mouton de Gruyter,2010.

[18] ECKERT S K, VICKERS C H. An introduction to sociolinguistics: society and identity[M].Edinburgh:A&C Black,2011.

[19] CONRAD M. Professionalism and the medicalization of canadian medicine: the canadian medical association and the struggle for power[M]. Toronto:University of Toronto Press,2012.

[20] HIDALGO J, RODRÍGUEZ-VEGA G, PÉREZ-FERNÁNDEZ J. COVID-19 Pandemic[M].New York:Elsevier,2022.

[21] RONALD K. S. M.Extremely common eloquence:constructing scottish identity through narrative[J].Language in Society,2007,36(3):427-431.

[22] AKOFF R. Language and woman's place[J]. Language in Society, 1973,2(1):45-79.

[23] MIEROOP D. The complementarity of two identities and two approaches:quantitative and qualitative analysis of institutional and professional identity[J].Journal of Pragmatics,2007(39):1120-1142.

[24] ANDERSON-LEVITT K A. Ethnographic research in medical education:cultural construction of professional identity through language use[J]. Medical Education,2005,39(12),1180-1187.

[25] GARCÉS-CONEJOS B P, BOU-FRANCH P, LORENZO-DUS N. Identity and impoliteness: The expert in the talent show Idol[J]. Journal of Politeness Research,2013,9(1):1-33.

[26] BARTON D.Language use in professional identity construction:a case study of medical students[J].Linguistics and Education,2007,18(3-4):271-290.

[27] BECKER H S.The doctor and the patient:an interactional approach[J]. American Journal of Sociology,1964,69(1):32-41.

[28] BERGMANN A, STANGEL M, WEIH M, et al. Development of registry data to create interactive doctor-patient platforms for personalized patient care, taking the example of the destiny system[J]. Frontiers in digital health, 2021,3:633427.

[29] BOSK C L. The role of physicians' language in the explanation of

medical uncertainty[J].The Journal of Health and Social Behavior,1980,21(4):357-375.

[30] BOYD C.What of the male patient and female doctor[J].British Medical Journal,2023,319(723):159-160.

[31] BROWN K.Learning and identity construction:medical students' use of professional vocabulary[J]. International Journal of Applied Linguistics, 2011, 21(3):361-382.

[32] CAIN J M,SCHULKIN J,PARISI V,et al.Effects of perceptions and mentorship on pursuing a career in academic medicine in obstetrics and gynecology[J].Academic Medicine,2001,76(6):628-634.

[33] CHENG C Y, SANCHEZ-BURKS J, LEE F. Connecting the dots within:creative performance and identity integration[J]. Psychological Science, 2010,19(11):1178-1184.

[34] PENELOPE E, MCCONNELL-GINET S. New generalizations and explanations in language and gender research[J]. Language in Society, 1999, 28(2):185-201.

[35] COULTER S.Social practices of doctoral vocabulary use:an analysis of medical conferences[J].Applied Linguistics,2005,26(2):173-194.

[36] CULPEPER J, BOUSFIELD D, WICHMANN A. Impoliteness revisited:with special reference to dynamic and prosodic aspects[J].Journal of Pragmatics,2003,35(10-11):1545-1579.

[37] GOFFNETT J,ROUTON J,FLORES R.The construction of shame and pride:a grounded theory model of identity,emotions,and wellbeing among sexual minority adolescents[J].Youth & Society,2021,54(2):289-311.

[38] GORSUCH G. The use of professional vocabulary in doctor-patient communication:impact on patient engagement and satisfaction[J].Journal of Health Communication,2014,19(12):1377-1392.

[39] HERITAGE J. Interactions of doctors with patients and patients' families[J].Social Science & Medicine,2006,62(6):1363-1374.

[40] HERITAGE J,ROBINSON J D.The structure of patients' presenting concerns:physicians' opening questions[J].Health Communication,2006,19(2):89-102.

[41] KHAZEN M. Power dynamics in doctor-patient relationships: a qualitative study examining how cultural and personal relationships facilitate medication requests in a minority with collectivist attributes[J].Patient Education and Counseling,2021,105(7):2038-2044.

[42] KONKIN J, SUDDARDS C. Creating stories to live by: caring and professional identity formation in a longitudinal integrated clerkship[J].Advances in Health Sciences Education:Theory and Practice,2012,17(4):585-596.

[43] KAPLAN S H,GREENFIELD S,WARE J E.Assessing the effects of physician-patient interactions on the outcomes of chronic disease[J]. Medical Care,2010,27(3):S110-S127.

[44] KUSCUL G H, ADAMSONS K. A personal and relational model of father identity construction[J]. Journal of Family Theory and Review, 2022, 14(2):191-206.

[45] LINGARD L R, REZNICK R, DEVITO I, et al. Forming professional identities on the health care team: discursive constructions of the 'other' in the operating room[J].History,2010,86(8):728-734.

[46] LIU S,LAI D,LI Z.The identity construction of Chinese anime pilgrims[J]. Annals of Tourism Research:A Social Sciences Journal,2022(3):93.

[47] MAGUIRE P. Improving communication with cancer patients[J]. European Journal of Cancer,1999,35(14):1958-1965.

[48] MAKOUL G,CLAYMAN M L.An integrative model of shared decision making in medical encounters[J].Patient Education and Counseling,2006,60(3): 301-312.

[49] MAO L,CAO B.An investigation of medical students' cognition on the doctor-patient relationship and their career choice[J].Journal of Contemporary Educational Research,2022,6(4):67-74.

[50] MATSUMOTO Y, HWANG H C. Cultural influences on emotional responding: Chinese and North Americans [J]. Journal of Cross-Cultural Psychology,2013,44(1):134-151.

[51] MONROUXE L V,REES C E,HU W.Differences in medical students' explicit discourses of professionalism: acting, representing, becoming[J]. Medical Education,2011,45(6):585-602.

[52] NAGEM A. Simplifying doctor-patient relationship: how to talk with your patient[J]. Annals of Medical and Health Sciences Research, 2021(7):23.

[53] PAWLIKOWSKA-AGÓD, SUCHODOLSKA M. The relationship between doctor and patient as an indicator of the level of trust in medical care[J]. Global Journal of Health Science, 2021, 13(7):56-60.

[54] RAPPORT F. Professional identity, linguistic ideology and health specialization[J]. Sociology of Health & Illness, 2004, 26(5):597-616.

[55] RENZO-DUS N. A rapport and impression management approach to public figures' performance of talk[J]. Journal of Pragmatics, 2005, 37(5):611-631.

[56] RIDER E A. Medical communication: interactions between primary care physicians and patients[J]. Health Communication, 2001, 13(1):83-103.

[57] ROBINSON J D, HERITAGE J. Intervening with conversation analysis: the case of medicine[J]. Research on Language & Social Interaction, 2014, 47(3):201-218.

[58] ROTER D L. Patient participation in the patient-provider interaction: the effects of patient question asking on the quality of interaction, satisfaction and compliance[J]. Health Education Monographs, 1977, 5(4):281-315

[59] SANTOS P J D, FAGUNDES A F A, OLIVEIRA C R D. Symbolic territories of identity, geeks: fantasy and fiction consumption in the construction of collective identities in an urban tribe[J]. Accounting, Organizations and Society, 2022, 29(100):74-97.

[60] SHIN J. Criticality, identity, and ethics: toward the construction of ethical subjectivity in applied linguistics research[J]. Annual Review of Applied Linguistics, 2022, 42:102-108.

[61] STUVERS T. Coding social interaction: a heretical approach in conversation analysis[J]. Research on Language & Social Interaction, 2015, 48(1):1-19.

[62] TEN CATE O, SCHEELE F. Competency-based postgraduate training: can we bridge the gap between theory and clinical practice? [J]. Academic Medicine Journal of the Association of American Medical Colleges, 2007, 82(6):542-547.

[63] TRACY K,TRACY S J.Rudeness at 911:an ethnographic study of 911 emergency calls as face-threatening acts[J].Journal of Pragmatics,1998,30(6):765-796.

[64] UCHOLTZ M."Why be normal?":Language and identity practices in a community of nerd girls[J].Language in Society,1999,28(2):203-223.

[65] UMPERZ J J. On the interactional bases of speech community membership[J]. Amsterdam Studies in the Theory and History of Linguistic Science,1997,Series 4:183-206.

[66] VAGAN A.Medical students' perceptions of identity in communication skills training:a qualitative study[J].Medical Education,2009,43(3):254-259.

[67] WEAVER R, PETERS K, KOCH J, et al. 'Part of the team': professional identity and social exclusivity in medical students [J]. Medical Education,2011,45(12):1220-1229.

[68] WESTBROOK J I.Clinical decision making and the quality of care:can information technology help? [J]. Medical Journal of Australia, 2010, 193(2): 85-86.

[69] XIE J,QIN Q,LU J,et al.Evaluation of network public opinion on the doctor-patient relationship based on evolutionary game theory[J].IEEE Access, 2020(8):1.

[70] ANDERSON L A, ZIMMERMAN M A. Patient and physician perceptions of their relationship and patient satisfaction:a study of chronic disease management[J].Patient Education and Counseling,1993,20(1):27-36.

[71] AL-MANSORI Z K A,REISHAAN A H K.A pragmatic study of the communication skills in doctor-patient discourse [J]. Linguistics and Culture Review,2022,6(S2):383-406.

[72] DALY W M,CARNWELL R. Nursing roles and levels of practice: a framework for differentiating between elementary, specialist and advancing nursing practice[J].Journal of Clinical Nursing,2003,12(2):158-167.

[73] GRAHAM I W. Consultant nurse-consultant physician: a new partnership for patient-centred care[J].Journal of Clinical Nursing,2007,16(10):1809-1817.

[74] GORDON L, REES C E, JINDAL-SNAPE D. Doctors' identity

transitions: choosing to occupy a state of 'betwixt and between' [J]. Medical Education, 2020, 54(11): 1006-1018.

[75] GULBRANDSEN P, CLAYMAN M L, BEACH M C, et al. Shared decision-making as an existential journey: aiming for restored autonomous capacity[J]. Patient Education and Counseling, 2016, 99(9): 1505-1510.

[76] LEVENSON S A, SAFFEL D. The consultant pharmacist and the physician in the nursing home: roles, relationships, and a recipe for success[J]. The Consultant Pharmacist: the Journal of the American Society of Consultant Pharmacists, 2007, 22(1): 71-82.

[77] PERÄKYLÄ A. Conversation analysis: a new model of research in doctor-patient communication[J]. Journal of the Royal Society of Medicine, 1997, 90(4): 205-208.